正視中醫已被邊緣化的危機

陳述當前中醫弱勢之困境
解析各種疾病之病理機轉

陳國志 著

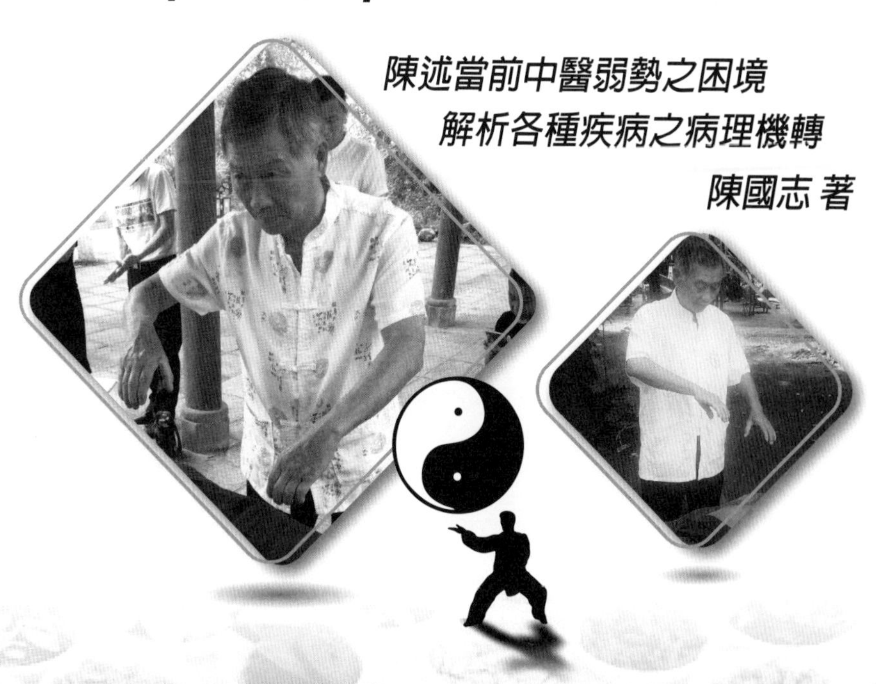

博客思出版社

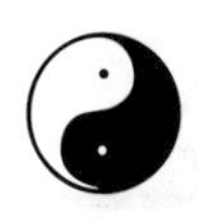

前言

以往大家說西醫是頭痛醫頭腳痛醫腳，這是以中醫為醫療主流的邏輯思維，當今西醫為正統，而中醫為傳統，角色已互換，事實如此奈何！就目前臺灣及大陸現狀，一二線城市中醫幾乎接不到重大疾病或急診的患者，救護車將病人直接送往西醫為主的急診室，經急救後轉入加護病房或是普通病房，再有復健問題，這些全都是以西醫治病流程治療，於此中醫全無扮演的角色，大陸在毛澤東主席主政時期他不信西醫，自從改革開放後西醫進入中國，幾千年的中醫已快速被擠至邊角，就算有針灸麻醉病人意識清醒開刀，鳳凰衛視女記者於英國火車車禍重大昏迷用中醫調理方法醫治成功案例，醫療體系還有一般民眾均偏向西醫。毋庸置疑西醫進步神速，各類科學診斷儀器，不斷有新藥聞市，加上新的治療方法，例如各種癌症標靶治療，肝臟腎臟移植，幹細胞移植，系統化的治病標準流程等等，齊頭式教育快速培養大量醫學人才，社會大眾經網路隨時可取得相關醫學資訊，說白一點西醫有新東西又會行銷。反觀中醫人才培養不易，不只要對中醫有莫大之興趣，且中文造詣要深厚，更何況四診心法屬玄學，無法用數據影像理解，因此要養成一位全能中醫

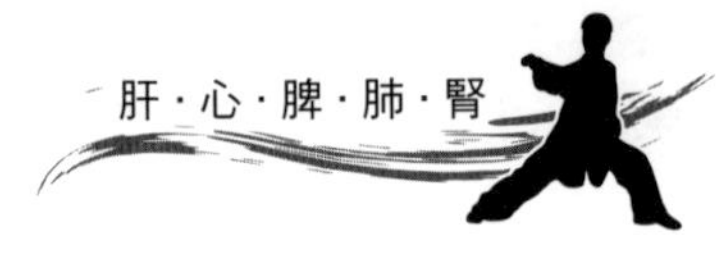

師，實屬不易！

再說陰虛、陽火，寒性體質，燥熱體質等中醫專有名詞，一般民眾是不易理解，就像霧裡看花有聽沒有懂，趨西醫遠中醫想當然爾。有位前輩甚至感慨講出一句傷感的話，他說現今台灣教學醫院裡的中醫科一點點舉足輕重位置都沒有，等於是西醫之花瓶秀而已，試問中醫師們這是為什麼？本人接觸不少的西醫醫師，他們對中醫的睥視，令人傷感而憤慨！或許讀者再看到書名會有不平之觀感，本人一個名不經傳無名之輩，竟敢貶低中醫之價值，然而本人陳述當今醫療現況均為屬實，所謂行有不得，反求諸己，我們不以義和團方式愛國，也勿以義和團方式愛中醫，勇於面對現實，不進則退，尋求增進之道，突破瓶頸更上一層樓，如此方不被時代所淘汰，身為中醫愛好者亦從事多年的民俗調理，著書提供各界及中醫界另一種思維及不同觀點來共同思考中醫之價值點，更期待臥虎藏龍隱於市的中醫師，重啟戰跑為中醫再盡力，共同期望中醫重新被肯定。

自序

余學於臺灣中台醫專現為中台技術學院之醫學檢驗科（西醫），畢業後從事醫療器材四十餘載，業餘玩風浪板（帆船）打太極拳，受武俠小說之影響，心想氣功以及擺陣圖是否真有其事，就此學了幾門氣功，但均與想像有頗大出入，大都以半途而廢收場。後經朋友介紹轉學「無相氣學」，一開始老師講的中醫理論實在無法苟同，學員中有為數眾多的中醫師西醫師卻學得樂在其中，啟發我好奇探討之心，因而從此認真學習這門浩瀚無邊的學問，內心對抗近兩年多，因緣際會，一位熱心學姊帶領余從測氣開始，以其手帶余之手摸氣，頓時！讓人欣喜不已，天地之間真有氣的存在呀！

學完當時「無相氣學」所有課程為四年半，再重修順氣丙、聲語滌身學、疾障歸原共六年。退休後二度就業以「無相氣學」民俗調理維生，雖然生活無憂，有感於各門各派之民俗療法被政府規定，只能以傳統整復推拿統一稱之，再看臺灣中醫搖籃的中國醫藥大學之附屬醫院，中醫門診數不及西醫之百分之一，其他大醫院可想而知，中醫以及民俗療法逐漸沒落，心有戚戚焉！然而下筆最主要原動力在兩個案例，第一案例臺灣雲林一位兩歲

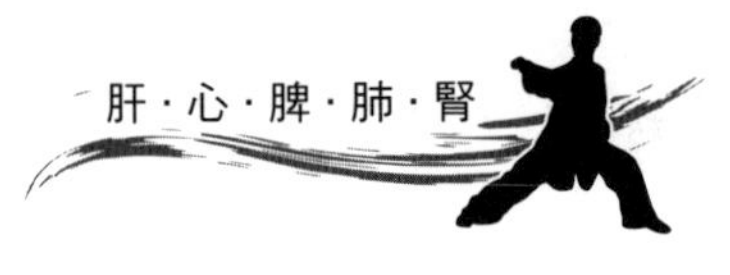

多的小孩發高燒，眼睛、嘴唇紅腫、上吐下瀉，送到中南部最大之教會醫院，透過各種儀器檢查，主治大夫說疑似川崎氏症，需再觀察十天看看，如果病毒沒入侵心臟就可安心，試想連醫師都無法確定病因，其家屬如何處之？擔心而已！經人介紹找到本人，請家屬用LINE傳患者照片來，小朋友其氣顯示為嚴重胰臟感冒，胰臟腫脹前頂胃，胃脹氣不欲食，左上撞心，心翹角氣擠到胃賁門而吐，右擠木肝膽，眼睛紅腫，木之竅為目，嘴唇為陽土胃之竅，受胰火旺影響而來的胃火旺，嘴唇紅腫，土性居中發四方，土虛四肢冰冷，土過旺發燒也，胰土旺下壓十二指腸下痢，本人以五臟六腑調和後，再連瀉胰土火，誘發其骨髓白血球殺其病毒，調左心室使其發汗降體溫，隔日早晨再調理一次，未至午時小朋友能喝奶活潑起來，眼睛嘴唇漸漸消腫，次日辦理出院。

第二案例患者為湖南資興縣人女性年約68歲，發高燒無食慾，就醫該縣人民醫院，醫院經檢查為尿毒症需立即洗腎，經人介紹找上本人以微信傳其照片來，患者其氣顯示仍為胰臟感冒，胰土火旺前頂胃之胃脹氣不欲食，胰火旺發燒，而此案例不同處為脾胰均旺，脾下為腎，患者年事已高腎臟原本就有退化縮小，再有土剋水，腎臟容血量少形成腎水腫少尿，醫院方診斷為尿毒症需洗腎，又腎被剋全身骨頭痠軟，無精神。當下仍以五臟六腑調和再連瀉，調左心室使其流汗降體溫，做腎擴張讓腎靜脈血液流入消腎水腫，調尿道交感神經使其排尿，隔日再重新調理一次，患者燒退精神頗佳即辦理出院，以上兩案例均符合中醫內經五行論述，由此可見對症下藥，一服見效非空談，更非當下民眾認知的中醫無副作用藥效慢，雖然本人無以藥物調理。

以上兩個案例均是常見胰臟感冒，卻演變成困難疾病，A型流感，羅洛病毒，川崎氏症，感冒併發腦膜炎、熱痙攣，慢性支氣管炎等等症狀，每年有不少死於感冒案件，西醫發明流感疫苗，也有少數因疫苗過敏而死亡案例，由此可見感冒看似小病，卻是奪人命的兇病，患者無法自我預防，醫者肩負重任，辨證凸顯非常重要腳色，話雖然如此，臺灣中醫不少大街小巷都有，但是重症感冒患者一般都是看西醫，令人感傷！雖然本人已帶幾個學生，但對整個中醫無法發揮提升作用，因此本人用多年臨床經驗將老祖宗的醫學智慧下筆以傳，「無相氣學」與中醫之相對價值，是否可益助中醫之研展。

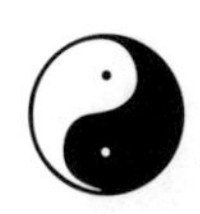

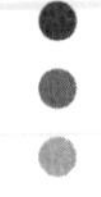

目錄

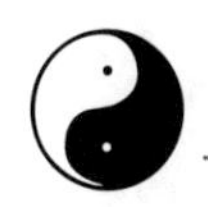

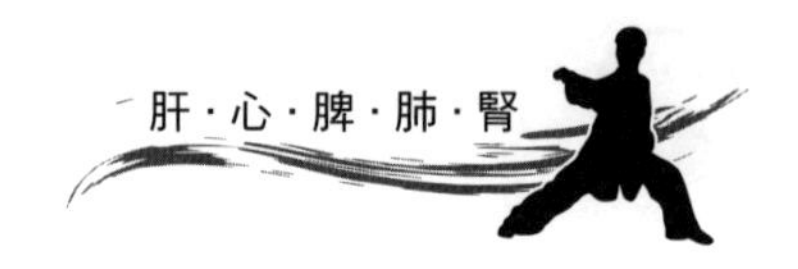

中醫現況以及政策扼殺中醫藥傷科

過去將中醫視為國醫之臺灣以及中國大陸，現今均淪落為傳統醫學地位，有位大陸中醫前輩於電視訪談節目甚至說中醫快要滅亡了，以下為他於大陸電視「一葉知理」部分談話內容；中醫的命是什麼？大家以為「中醫有悠久的歷史，中醫有文化的內涵，中華民族的繁衍立了多少功」，那就不滅亡了嗎？沒有人信你中醫藥了，你中醫藥已經沒有療效了，全都西醫化了，你的命是什麼？是你的療效啊！他舉例幾位著名國醫焦樹德國醫（已歿）專治強制性脊椎炎（臺灣稱僵直性脊椎炎），劉寶琦國醫中醫骨科世家，國醫浦輔周（已歿）傳染疾病專家尤其流行性腦炎，柴松岩京都婦科名醫不孕症權威，他們的醫術功夫幾乎失傳了，他感慨的說大陸沒人了沒中醫了，其意大陸非常難以找到高明的中醫，而西醫化的中醫沒有療效，這中醫不就滅亡了嗎？另外導致中醫滅亡原因是國家考證政策，祖傳功夫沒學歷考不上證照或中醫師，行醫犯法教學犯法，太多非常好的中醫醫術正骨技術因而失傳，中醫名存實亡。再看臺灣中醫現況，與大陸雷同，一般民眾對中醫療效存疑，教學醫院設立中醫門診只因為教學醫院若不設中醫就不像一級教學醫院，因此方有人

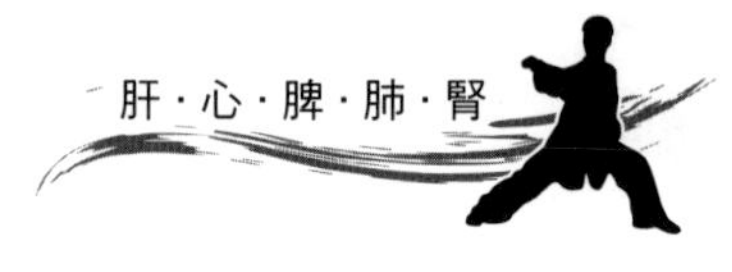

說中醫是西醫之花瓶。本人曾在大陸某中醫藥大學佈告欄，看到某中醫博士言講題文「糖尿病之預防與中醫調理方法」內容其病因全是西醫論點，這是中醫嗎？辨證失焦再講中醫調理有用嗎？雖然大陸中醫前輩李致重國醫曾著作「醫醫告別中醫西化」發行於市，但要真正落實從根救中醫，根在何處？民眾只要一個答案，治好我的病我就信你，接下來就是中醫如何突破現有辨證論治，給民眾滿意的答覆。

個人觀點中醫花黃葉落幾個原因：一、現代多數中醫師急功近利，考上中醫師執照即可開業行醫賺錢了，幹嘛還要花錢再去學把脈學整骨傷科，這些均需單獨拜師學藝，浪費時間金錢，診斷開個檢驗單去檢查就好了，尤其在臺灣又可向健保局申請給付，傷科用一些類似西醫的儀器，腳底震盪儀、超音波加溫儀器，或與傳統整復員合作，將患者轉到推拿整復也有利潤可拿，卻沒想到檢驗數據出來的病症是病果非病因，湯頭藥方的藥效如何與西醫的抗生素或類固醇比，而且不對症沒效果反而自己找藉口說，中藥藥性溫和所以藥效比較慢，其他中醫師依樣畫葫蘆跟著替自己找藉口，「對症下藥一服見效」成天方夜談，大陸與臺灣中醫界這方面可說統一了。簡單講你把民眾當笨蛋，結果民眾身體一不舒服不加思考就先找西醫，本人形容中醫已被邊緣化，大陸那位前輩更直接說中醫滅亡了。二、為了顯示自己是中醫，與患者對話就用中醫專用語，你體質虛症，體內火氣很大，溼氣重，這些對患者可說是虛幻用語，他想的是我到底得了什麼病，如何快速療癒，醫者與

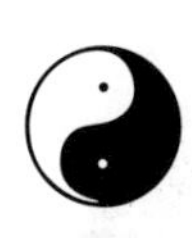

患者完全無法雙向溝通，患者與西醫可完全溝通，中醫與患者隔層紗，親近疏離差距越來越大，中醫被西醫瞧不起，沒理論（講民眾聽不懂的理論）沒數據不科學無效果，中醫界提不出反駁，或以實際療效來證明中醫之價值，自己不爭氣莫怪他人輕視你。三、政策扼殺中醫與民俗療法，世界各國或社會各行業各階層都有好人與壞人，是有不法業者因與患者有直接觸身體之醫療糾紛或犯法，詐財騙色等不法行為，大陸以魔術方法聲稱氣功治病之詐財騙色，然而在所有從事有關之傷科人員，相對比率是非常低，診所醫院也經常有詐騙健保費用其數目之大，令人稱舌，醫生也有性騷擾騙色等行為，政府立法部門看待民俗療法從業人員，好像是先判刑再定罪的思維而立法，民俗療法從業人員均是招搖撞騙分子，所以調理不能稱病名以及療效，不能宣稱醫療行為，連疾病名稱都不能講，只能算商業服務業，營業項目不能稱正骨，整脊推拿，跌打損傷，氣功療法等名稱，一律統一以傳統整復推拿稱之，服務項目為疏鬆筋骨。如此否定幾千年來固有國粹，各門各派之獨特技能，在台灣氣功歸體育部門，所以沒有氣功調理此項技能，就算要超英趕美學習西方科技，也不能以你沒看過大象，就說全世界都沒有大象這種動物，然後就訂定一個扼殺先人智慧結晶所留下醫學技能的律法。西方科技是有其先進之處，然而西醫仍有眾多醫學盲點，只是被忽略而已。但也不表示中醫以及傷科調理一無是處，亦不可以一粒老鼠屎打壞一鍋粥的角度看待中醫藥以及傷科，不說中國人幾千年來，是靠中醫以及傷科如何度過

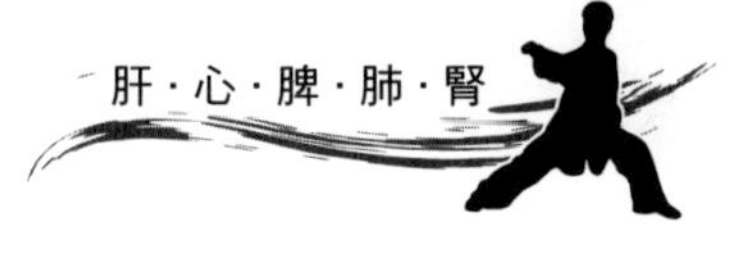

各種疾病瘟疫，因戰爭的各種傷科，而延續國之存在，第二次世界大戰美軍飛行員於屏東山區跳傘跌斷大腿，粉粹性骨折，美軍醫師診斷終生不能再當飛行員，而治癒後仍需長期復健方可恢復，該飛行員轉至該區高樹鄉一間小國術館治療，不到半年已恢復又可開飛機，幾十年後還專程從美國來臺灣偏遠鄉村感謝這位國術館館主。如今各門派獨特傷科調理技術，隔空把脈，絲線把脈均成為神話小說不存在於當下，學西方統一考證照，難道立法單位不知中國歷史文化嗎？這些功夫需拜師學藝師徒式教養，無法與西醫齊頭式教育相對等，證照看似有公平性方便統一管理，然而各省各民族均有其特殊醫學技術，臺灣亦有幾十種門派功夫，統一就殺光固有之傳統技能，簡單的扭傷、閃到、折到、脫臼就很難找到會調理的國術館，更何況脊椎扭曲調理師傅，因此傳統民俗療法統一成傳統整復推拿，有如單性繁殖自我滅亡呢？臺灣既然將傳統整復推拿歸類為商業行為，為何又以醫師法來管理呢？政府承認西醫復健技術，健保可以給付，卻不承認自己國家之傳統醫學傷科技術，這是什麼思維？外國的月亮比較圓嗎？西醫申請健保給付與中醫申請健保差異太大，項目不符合中醫治病方式，試問現有中醫師又有幾成比率真正會傷科，法律卻規定只有中醫師才能做傷科行為，脫離現實醫療情況之法律，不以全民健康著想，置廣大從事民俗療法從業人員之技術與生存於不顧，王雲五大師自學卻可成為北京大學教授的表率，如今變成絕響，臺灣有名的顱薦調理，他們的功夫現在都在國外貢獻給外國人，無相氣學於即將新的

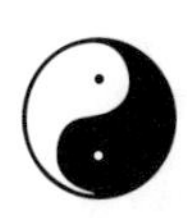

法規下，可能在臺灣也無立足之地，反觀美國都有十歲就可越級上大學，在一些疑難雜症無明確醫治時，提倡整合醫療門診，匯合各類民俗專家一同會診，而這些民俗專家均無什麼證照，沒有科學道理，只要有療效美國政府都認可，台灣也有整合門診這一科，卻名存實亡，西醫的醫師不相信民俗療法專家，有整合門診卻是西醫各科會診，並無落實整合門診之意義。現今政府卻拿大刀砍自己優良國醫，民俗療法的腳，已超過腰了，人家的法律制度是活的，不會淹沒特殊人才，我們的法律制度是死的，扼殺所有中醫藥傷科傳統國粹技能。懇請政府有關單位重新思考，此法規是否正確與公平性，以西醫方式制定法律，中醫藥以及傷科真會被連根拔除而亡矣！立法諸公們你們覺得自己國人的特殊醫技不能合法為國人服務，而外國人卻視為珍寶為他們貢獻，立法諸公們你們覺得現有法規這是對的嗎？多少民間身懷中醫傷科特殊技能人士都年事已高，教育部「非正規教育學習成就認證辦法」對他們是用錯地方，再教育或升遷於他們而言何用，是要他們將技藝傳承下來，或繼續為民於醫療領域在做一番貢獻，因此辦法雖好，但此項對他們是無意義的，懇請再三思！

結論：如何證明中醫命之所在?政府法律非我等能左右只能呼籲！重點是自我提升專業技術，方能突破現有困境。中醫師們你們看，西醫養成除了七年大學基礎教育，尚需至教學醫院分科教養，住院一年二年三年的住院醫師，住院總醫師等多年實際臨床經驗，到主治醫師才是真正能看門診醫師，反觀中醫師除了六年大學基礎教育一年醫院實習，如此能就擔當醫治所有疾病之大任嗎?「望、聞、問、切」這四把刀你真正都能體會嗎?「望」患者一進門你有看他走路姿勢嗎?有讓他在你面前轉一圈看他的骨架是否不正?還是只看他的臉部氣色，「聞、問」這部分中醫師們應該都會，「切」左右脈共十二臟腑脈象，你有自信可「把」出幾個臟腑?開處方式以湯頭為主還是「君、臣、佐、使」呢?針灸以及傷科行嗎?過去中醫是全能醫師不分科，五臟六腑息息相關，分科中醫就變成西醫了。基礎教育是學問之根本，針灸傷科把脈是學問之延伸技能，前段國家培養，後段需自己訪名師學之，中醫碩士博士只是學問之延伸，無中醫技術精進功能，對突破現有中醫困境幫助不大，天下沒有白吃的午餐，該學就要有毅力排除萬難去學，當每一位中醫師治癒率超過百分之五十，中醫絕對可取得社會大眾之信任。要救中醫在於自己專業醫術是否能真正提升，呼口號或是義和團方式都沒用。中醫師與傷科從業人員們，急功近利有如殺雞取卵。何謂學術?學是學問，有如中醫師考上中醫師證照為學問證明，術是技術，課堂上無法獲得特殊技能之技術，靠儀器就與西醫復健雷同，因此有中醫師證照並不代表有技術，呼籲臺灣的中醫師們，如果你們的

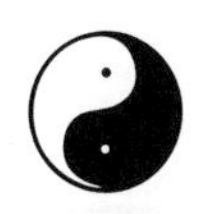

醫術真正能讓患者感覺有治療效果，患者半夜凌晨都會搶著排隊來掛你的號，你們還會擔心傳統整復從業人員搶你們的飯碗嗎？中醫師全國公會聯合會向勞動部抗議，勞動部推動整復推拿技術士證照資格，是抵觸醫療法規明文，這紙抗議文無法提升社會大眾對中醫師有任何好感，增進專業醫術傷科技術救中醫方是正確方針，就算台灣全無整復推拿這個行業，中醫師個人沒有醫技患者還是找西醫，何苦讓社會大眾看笑話，醫好患者的病，贏得患者的信任肯定與尊重才是真道理。

他山之石可以攻錯

五四運動是中醫差一點被滅亡的運動，可恨！但其中有一項主軸是推行白話文運動，文言文只流行官方與讀書人，一般百姓文盲居多，無法快速提升百姓之文化水平，不足以對抗西方列強，國要強盛人民要有文化，文化需要有教育，聽說國共內戰時期，南洋華僑富商陳嘉庚先生提倡以教育為先，「毛澤東」主席認同他的理念，他才倒向共產黨，舉其大量家產在福建廈門同安集美興學，他有句名言「燃燒自己照亮別人」成為佳話，此乃題外話。而「蔣介石」來臺灣後推行普及教育，果不其然自從推行白話文運動之後，西方文學或科技論文翻譯成簡而易懂文章，快速吸收成長，人民平均文化水平快速提升，臺灣的科技，特殊紡織，精密工業，農漁業以及西醫醫術在全世界有目共睹，維持臺灣的命脈。

現今中醫有如還在文言文時代（八股），專業用語陽虛，陰虛，陽火，陰虛火，膽經肝經虛症，厥陰虛症，少陽火旺，痹症，濕症等等，傷科你講經筋誰懂？講韌帶路線大家聽懂了，經皮不如講皮下神經系統，這些用語一般民眾如何聽得懂，如果再加上不對症無療效，其結果可想而知！而西醫知識平易近人，上網打個關鍵字就一目了然，就算沒效

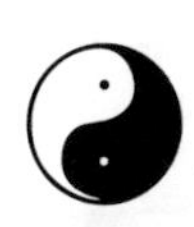

果或有嚴重後遺症，民眾心裡已有個底，試想民眾信中醫還是西醫？有多位中醫師跟我反應，他的病人都是從西醫治療無效後再來找他的，我問他是急重症還是慢性病患者，結果全是慢性病患者，然而這佔所有患者比率可說少之又少，說一句難聽的話，中醫師自己有急重症還得找西醫醫院，能處理急重症的中醫師在哪裡自己都不知道，還跟我慎重表達中醫沒有在處理急重症的，悲哀啊！自己不行還把所有的中醫都拖下水，將所有中醫都貶低，罪過還算輕。這雖是本文題外話，只是再次強調提升自己醫術為首要，再者以白話方式讓患者知道他自己得的是什麼病，就算無法醫治，患者知道自己患什麼病而死，不是不明不白的死，如同相信西醫心裡有個底，白話可與患者雙向溝通，增強其信任度，這是救中醫方法之一。

再來不可否認的是西醫之生理解剖學之進步，其器官組織細胞功能分析相當透徹，中醫此一部分有頗大差距，例如氣戶（一個肺）氣舍（肺泡）陰市（交換氣體），這不如西醫肺泡如何吸氧氣如何排二氧化碳來得清楚，何況還有血胸膿胸分析。肝硬化長期肝實火造成的，中醫解釋患者聽不懂，西醫解釋清楚分析，這就是「他山之石可以攻錯」，我們可以借用西醫生理解剖名詞來解釋病因，以上面為例，肺實火，背後撞到氣往前衝形成火旺，造成肺泡過度膨脹，引起肺泡換氣不足之缺氧，所以會有鼻塞胸悶吸氣淺等症狀，嚴重肺泡撐破肺的臟層膜，氣胸之由來。肺虛症，胸部前撞或是其母胃虛，肺前撞其氣往後

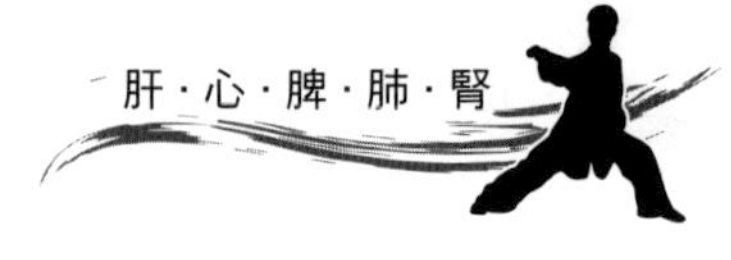

跑，本臟虛肺扁塌，同樣引起肺泡患氣不足之缺氧，所以會有鼻塞胸悶吸氣淺等症狀。肝硬化肝實火為之，原因很多，一種肝背後撞形成肝火旺，肝組織功能異常分泌膽汁過盛，導致膽汁淤積於肝，再加上肝火肝組織膨脹的彈性疲乏，長期造成肝硬化。膽結石引起的肝硬化，膽結石膽汁回堵於肝，造成膽汁壓迫肝組織，肝組織無彈性膽汁濃度過高，這就是中醫術語肝虛火之一種。膽囊炎雖然也會造成膽汁回堵，但肝硬化是長期累積才會形成的，膽囊炎一發作會就醫不會長期發作。B型肝炎C型肝炎把脈為玄脈「洪」帶毛毛感，細菌病毒均有靈性因此有毛毛感，外邪雖也是毛毛感但脈「沉非洪」。西醫不知肺火肝火來自何處？如此中醫角度西醫學名詮釋，患者更能詳細了解病從何來？辨證正確醫治方法又有療效，中醫之命不救回來了嗎？

中醫不能墨守成規，借西醫之長補己之短，加上中醫之邏輯思維辨證論治，即可立於不敗之地，中醫要突破現有瓶頸，不是研發中藥，濃縮中藥無法與西藥化學組合比擬，新中藥研發只是單一病症之改善；或針灸上去做突破，在台灣有扁鵲碱針，雷射針灸，伏義雷火神針等的新研發，然而藥物針灸均是治病工具，診斷是治病唯一利器，因此個人認為要救中醫命脈是要全面性的翻轉，要從「望、聞、問、切」這四把刀外去突破辨證之準確度，白話（普通話）與患者之溝通，再選擇最適當之治病工具，藥物針灸推拿傷科調理，效果快速又可根治，中醫揚眉吐氣指日可待，因此往後文章會有不少西醫之學名陳述，這非本人西醫化。此乃借他人之長補己之短，應映「他山之石可以攻錯」。

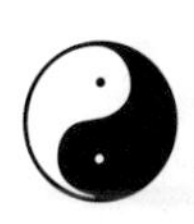

如何面對即將到來的翻轉醫學

現代科技進步如同火箭升空的速度往前邁進，就醫學層面來看，電腦斷層、核磁共振即將被七D全息投影所取代，患者病發之患處可以立體影像呈現於醫生眼前，醫生可與其患者家屬共同觀看，當下患者之患處症狀顯像，醫生可將患處如豆腐一塊一塊切下，細分再細分又可放大組織細胞了解疾病之實況，再加以診斷是何種疾病，與目前推理式診斷有天壤之別。外科開刀現有達文西手術儀器，如果再加上人工智慧，往後外科醫生幾乎被機器人取代，醫師一邊涼快去！IBM華生醫師「人工智慧醫師」以大數據運算，病例辨讀及用藥準確率，遠勝人類醫師，這個即將到來的翻轉醫學領域，將造成西醫的醫師被邊緣化，而現在就處於邊緣的中醫又如何面對如此重大的時代巨變？中醫診斷（辨證）看似永遠只有四把刀「望、聞、問、切」，事實上中醫有莫大之優點，這是西醫或人工智慧所無法比擬的，這就是醫學邏輯思維。舉例異位性皮膚炎、乾癬、魚鱗癬、牛皮癬、濕疹、紅斑、白斑等皮膚病，這些西醫幾乎至今仍不知病因，中醫邏輯思維是，肺主皮毛，五氣屬燥，五行屬金，脾胰主肌，五氣屬濕，五行屬土，土生金也就是乾燥的皮膚需由土來潤

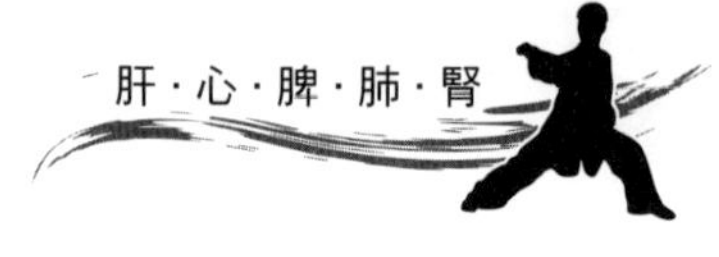

濕，土旺就成濕疹（濕過多），土虛濕不足，皮膚乾燥龜裂，胰臟前被撞形成胰土虛症，不同位置就會產生不同局部的皮膚病變；胰臟後撞形成火旺，濕疹由此來。痰原本是氣管黏膜液，肺泡與肺泡中間潤滑液，胰火旺，胰臟的平衡激素錯亂，造成此黏膜液潤滑液分泌過多成為痰，胰尾火旺壓迫到膽，痰成綠濃色，這些均非西醫可理解的辨證思維。再舉最常見頭暈例子說明，除了頭部直接撞擊造成頭暈外，西醫生理解剖學好像解釋很清楚，整個內耳前庭神經為人之平衡系統，中風前兆（血管栓塞），低血糖暈眩，貧血性暈眩，懷孕引起的頭暈，梅尼爾氏症暈眩（造成暈眩真正原因不明），中醫尚有鼻頭、璇璣穴、鳩尾穴、脾臟等處撞到造成的暈眩，而這些暈眩還包含有其他各種併發症，西醫卻只看暈眩。如同前言所講西醫是頭痛醫頭腳痛醫腳，中醫不同是「上病下治、下病上醫、左病右醫、右病左治，經轉臟，臟轉經」。中醫講究物理角度辨證疾病根源，西醫以化學數據以及影像作診斷疾病依據，中醫治根西醫治表，中醫最大危機是思維西醫化，中藥研發亦是數據化，老祖宗的形、意、氣全然消失，如此之藥效又如何與西藥比擬？還有更荒唐的，竟然有些中醫建議以後中醫比照西醫分科化，如果這個思維變成事實，中醫理論陰陽五行將被五馬分屍，屆時中醫將陷入萬劫不復之地。個人認為中醫需回歸原有的邏輯思維與用藥方式，方可處於巨大的翻轉醫學而不變，處變不驚，重回醫學上之定位！

再談中醫是否真的可以突破現有困境

西醫借助超級電腦大數據，人工（AI）智慧機械手術儀器，微創手術，各種精密科學診斷儀器，器官移植，臨床醫學幹細胞移植，組織培養器官再生，奈米藥物研發，這些林林總總幾乎讓中醫窒息，要讓中醫重新抬起頭來談何容易啊！山窮水盡疑無路，柳暗花明又一村，讀者是否覺得說的比唱得還好聽，請先回顧歷代戰爭史上，有多少不對稱戰爭或以少勝多案例，中醫與西醫現況就處於不對稱情況，所謂知己知彼立於不敗之地，或許有人會說談救人，醫學怎可以對抗來談學術？中醫危矣！不下猛藥行嗎？

想當然醫學學術不可用相互對抗思維為目的，然不進則退乃千古不變的道理，中醫想突破現有瓶頸首先需「知己」，自己長處在哪裡？前面說明中醫的邏輯思維，辨證思維「上病下治、下病上醫、左病右醫、右病左治，經轉臟，臟轉經，五行理論」。這些是中醫長處沒錯，最大問題是有多少中醫真正懂又能理解？或許會說就是不懂才西醫化。難道已無可奈何走投無路了嗎？

不其然！個人認為「氣」可以突破當前困境，懷疑再質疑是所有讀者的心聲，然而

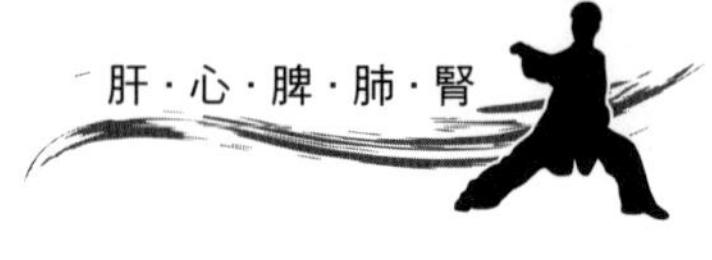

所有中醫醫學經典均有「氣」這個名詞，當你可以摸得到患者身上不正常的「氣」，「上病下治、下病上醫、左病右醫、右病左治，經轉臟，臟轉經，五行理論」，這些問題都可迎刃而解，又可更上一層樓研發新的醫治方法。本人舉例西醫之幹細胞移植，將某甲身上抽取幹細胞打針注入移植到某乙身上，該為數不多之幹細胞即可讓某乙器官組織細胞的DNA、RNA改變，其原理是細胞間相互共振造成更玄替換，細胞複製，癌細胞也是如此，同樣我們也可以運用類似此原理使組織器官重生，以「氣」導「氣」先讓命門（腎上腺）知道它要造什麼組織器官，再引腦下垂體、胰臟的生長激素、小腸來一同共襄盛舉（火生土），效果非常理想，一位汗腺割除造成全身代償性出汗患者，大熱天也沒症狀再度出現，甚至有時感覺有手汗出現。西醫從血小板萃取刺激生長激素因子，促進身體長高，其成本高花長時間，還不一定有效。我們從百會穴、腦下垂體、胰臟生長激素、腎上腺來解開生長板的結，再引小腸來吸收需要的養分，百會穴方能將這些生長要素，傳遞到全身各組織部位，最重要還要看是否為遺傳因素所影響的，是遺傳就要先排除此因素，西醫這點就做不到。「殺菌」西醫用消炎藥抗生素，而過度使用抗生素，細菌對抗生素會產生抗體，臺灣醫界都擔心需要用到萬古黴素了，人體自有免疫系統淋巴腺、脾臟白髓、胸腺、T細胞，各種不同白血球、單核球、嗜酸性白血球、嗜中性白血球、嗜鹼性白血球、巨噬細胞等等殺菌武器，我們用以「氣」導「氣」方式，使免疫系統知道入侵者是何細菌

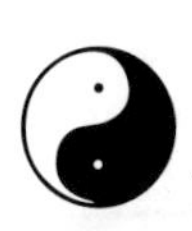

病毒，骨髓該製造何種白血球來殺死它，再「以氣引氣」方式，將該白血球帶到患部來殺菌，效果快速又無副作用。

寫到這裡心中有些感慨！不少西醫包括本人多位同學均質疑，本人調理無法取信於醫界與世人，無相對比率數據的實驗結果，對醫界而言是不成立之實驗結果，不足以採信，本人當然了解西方科學採樣實驗數據理論，如實驗對象需超過好幾百人以上，尚需有職業、身高體重、其他疾病之病史、家屬相關病史，統合所有相關資料，再加實驗方法取得相對成果，此實驗結果方為可信度有意義之實驗，是相當嚴謹，尤其是在IRB人體研究倫理實驗，甚至是跨縣市之總和，又現在更進一步是實證醫學（EBM）。本人表達你們看的是單一科單一病症之實驗數據，而本人調理症狀，是從不孕症、安胎、胎位矯正、頭暈、頭脹、頭痛、失眠、大頭症、腦瘤、長不高、腦主動脈瘤、癲癇症、腦膜炎、眼睛結膜炎、飛蚊症、乾眼症、多淚症、近視、老花眼、鬥雞眼、斜視、弱視、青光眼、散光、黃斑部病變、視網膜剝離、白內障、眼翳、中耳炎、突發性重聽、耳鳴、鼻子過敏、鼻涕、鼻涕倒流、鼻塞、鼻竇炎、流鼻血、鼻中膈彎曲、鼻瘜肉、內顎神經痛、下巴歪斜、兩腮幫腫下垂（雙下巴）、牙齒矯正、口吃、大舌頭、帶狀泡疹（皮蛇）、顏面神經麻痺、眼臉閉不起來（睡覺眼睛張開、屬顏面神經麻痺一種）、顏面重肌肉無力症、腮腺炎、肩頸痠痛、喉嚨痛、頸椎移位、懸壅垂腫脹、扁桃腺腫脹、甲狀腺問題、脊椎側彎、咳嗽、支

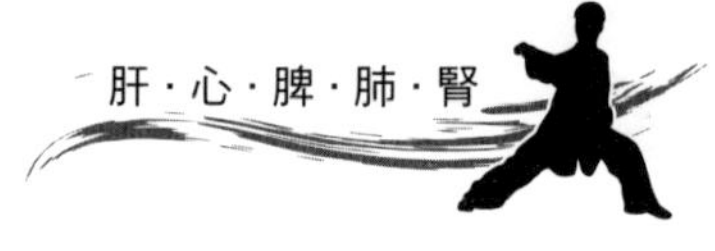

氣管炎、胸悶、呼吸窘困、氣胸、肺扁塌、肺水腫、各種感冒、腸病毒、上吐下瀉、各種類型肝炎、低密度膽固醇、脂肪肝、肝癰、肝硬化、腹腔積水、膽瘜肉、膽囊炎、膽結石、胰臟發炎、糖尿病、三酸甘油脂異常、異位性皮膚炎、乾癬、濕疹、牛皮癬、魚鱗癬、皮膚癢、蕁痲疹、異常青春痘、敗血症、白血病、貧血、地中海貧血症、胃瘜肉、胃脹氣、潰瘍性胃痛、胃寒症、胃食道逆流、心悸、心律不整、心臟二三尖瓣脫垂、心血管栓塞、心肌梗塞、心臟肥大、夾心症、主動脈弓剝離、心臟卵圓孔閉鎖不全、靜脈曲張、痔瘡、發燒、全身畏寒、身體半邊冷半邊熱、上熱下寒、手腳冰冷、狐臭、手汗腳汗、汗腺割除造成全身代償性出汗、腸套疊、腸絞痛、盲腸炎、疝氣、便秘、脫肛、尿泡泡。頻尿、少尿、漏尿、攝護腺肥大、腎虛、腎虧、腎結石、骨質疏鬆、痛風、類風溼性關節炎、僵直性關節炎、全身水腫、腳氣腫、尿毒症、隱睪症、卵巢囊腫、巧克力卵巢囊腫、不孕症、子宮肌瘤、子宮寒症、白帶赤白帶、妊娠毒血症、輸卵管扭曲、月經不順、月經疼痛、猩紅熱、紅斑性狼瘡、產後子宮收縮不全、安胎、胎位矯正、頭重腳輕、頭輕腳重、各種跌打損傷、脊椎側彎、前後五十肩、網球肘、板機指、坐骨神經痛、傷口縫合、蜂窩性組織炎、燒燙傷、中毒、高血壓、憂鬱症、恐慌症、躁鬱症、強迫症、畏懼症、帕金森氏症、阿茲海默症等等。所有調理成功率有幾成，這些還不包括靈學以及風水陽宅引起的身體疾病，西醫的遊戲規則，單一症狀對本人而言意義不大，換做本人調理跨科系跨領域，西醫的醫生治癒率有幾成。不用儀器不用藥物，西醫師跟普通人一樣，本人就是不用儀器或輔助工具及藥物來調理各種身體問題，再換成中醫遊戲規則，不靠儀器，中醫用「望、聞、問、切」辨證，西醫師光問患者病情做診斷的話，中醫師絕對比西醫高明，因此不管西醫信不信此理論，用結果來證明勝過一切，也可以說是用社會大眾來做認證。一切以患者利益為首要，這才是醫者父母心。

小結：當然醫學是以救人為前提，並非用相互對抗或批評心態，醫學科技以及傳統醫學技能，如何取得協調平衡相互尊重，為人類身體健康做出最大貢獻。但要突破當前中醫困境，首先要摸清楚老祖宗談的「氣」是什麼，當你可摸得到「氣」時，再從「氣」尋找其源頭，進而了解病從何來，如何形成虛實，又如何演變成虛火與實虛，中醫的邏輯思維，五行理論，辨證思維等自然全了然於胸，對症下藥，一服見效不在話下，對「氣」從知解進而理解爾後突破創新，中醫的未來等著你！

何謂「氣」

「氣」對中國人來說是一個極普通的詞句，勇氣、垂頭喪氣、氣勢、氣衰、霸氣、來氣了、脾氣大，火氣大、消消氣、莫明氣，中醫更是有數不完氣的形容詞，然而真正懂「氣」為何物卻是少之又少，尤其是有些中醫界不少對「氣」更是似懂非懂，可是「氣」又是中醫醫學之根源，如無法理解「氣」的真實含意，對中醫可說只是沾上邊而已，於此個人用有限知識來詮釋中醫醫學「氣」之意涵，提共各界參考。

無物質之太空為真空帶，地球內有高溫岩漿，岩漿在地殼內轉動，有如發動機發動，造成地球動能，此一動能生成地球外層氣脹形成氣場，這個氣場內的壓力平均值稱為一大氣壓，一千豪巴或760毫米汞柱壓力，這一大氣壓也保護地球避免受太陽輻射線以及太陽風暴之危害，可說是地球防護罩。地球物質後產生空氣之化學成分，氧氣約百分之二十一，氮氣約百分之七十九，少數雜氣，一大氣壓力依其離地心遠距，越遠壓力遞減氧氣比率雷同，對流層尚受地球公轉自轉以及大氣壓力影響，到了平流層時這些因素已降低到最低，過了平流層屬真空狀態之無壓力太空層。地球上所有無生物，生物均存在這一大氣壓內，

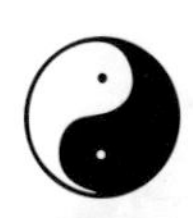

因此自然生存條件下，地表生物其內在壓力需與外在壓力（一大氣壓）為相對等，如此才不會有如潛水艇在超過其耐壓海水重壓而被壓扁，也因為人的內在壓力與外在壓力是相對等的，所以我們無法感覺出大氣壓力的氣壓，這就是人類只知有「氣」卻不知「氣」為何物之原因。

人的「氣」用工廠生產線做比喻，口腔為進料口，鼻腔為進氣孔，吸入氧氣幫助燃燒，食物經食道入胃研磨，小腸吸收分送至各組織器官當養分，包括自己小腸所需養分，各組織器官正常運作會產生「內在能與外在能」，「內在能」有如電鍋裡面在加熱，各組織器官產生的能量，此一能量使器官組織進行新陳代謝功能外，本身組織細胞因此而膨脹，如同上面地球脹氣的氣場，此一氣場壓力剛好大氣壓力對等平衡，這個「內在能」的氣場就是中醫所指的「氣」，「外在能」電鍋熱能也間接將外面的空氣加熱，使其周邊氣體分子熱而膨脹，這個外在能體積膨脹超過一大氣壓，此時我們用敏感手指可感受到，由此得知，內在能的「氣」與大氣壓力是和平共容相對等，我們人類無法測出其不同之處。

當人的身體某一組織器官運作出現異常時，其「內在能」壓力低於或高於一大氣壓時，這樣形容讀者會比較清楚，當水在牆壁內（身體內）行走時，我們是無法感受到或看見水（氣）在流，除非耳朵貼著牆壁，當水管有破損時（器官組織異常），輕微水管破裂漏水滲出牆壁而溼，重者壁破水噴出，這時就可看見牆壁濕濕的，然而因「氣」為無色物又極

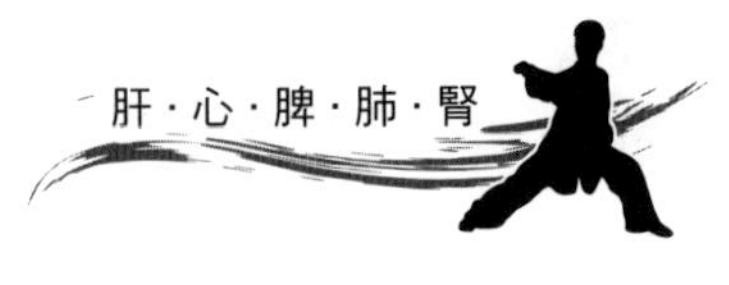

輕微的與大氣所造成之壓差，輕與重一般人都是看不見摸不著，因此需藉由練氣功法，使最敏感末梢神經手指腳趾，眼睛來感受氣的存在性，進而由自身發出的氣與萬物之氣接觸，這一接觸感稱氣感，它分「內感與外感」，「內感」眼睛有發射與接收氣之功能，耳朵為接收功能（聽），呼吸為感應功能。「外感」手指腳趾感受氣阻、氣虛、氣脹，這裡面再細分單純性火氣（發炎），細菌病毒感染性火氣，神經的氣、血管的氣、傷科造成的力線氣，氣的反射走向，外邪干擾的氣等等不同的「氣」。當有了氣感，從山川物體形成的地形氣、礦物、建物、顏色、形體、文字（中文繁體字），均有自身「內在能」的氣，與其他物質互依產生的「外在能」的氣，依系區別出「氣」之五行屬性，「木、火、土、金、水」之顯像，這些五行屬性即為其基本功能，又其演化之相生相剋由「氣」清楚顯現出來，了解其功能以及生剋論就可運用在勘輿、命理、醫學、靈學、建築等各領域。

回頭再談「氣」在人身體的運用，身體頭以及五臟六腑骨頭正常運作時，「內在能」的氣同樣會使身體周邊的氣膨脹，如同地球防護罩，周邊的氣脹為「外在能」的氣，胸腔為了有膨脹縮收功能，方便行換氣功能，心臟也可正常跳動（舒張收縮），因此胸腔壓力稍微低於大氣壓外，其他組織器官均與大氣壓力相對等，此時「內在能」的氣是看不見摸不著，如果有一臟腑出現異常現象，火旺時「內在能」的氣形成高壓會衝出「外在能」的正壓，中醫稱臟色外洩，功力高者方能見之。虛症時其「內外在能」均低於大氣壓力的負

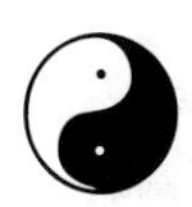

壓，正壓（實火）氣往外衝推的感覺，負壓（虛症）氣往內走吸的感覺，此為疾病氣的現象，此症稱臟色不入，青光眼最具代表性。由於這些正負壓與大氣壓誤差只有一點點，不易察覺，需靠練氣達成，練氣於醫學上之目的，是將自我本身之「內外在能」提升，運用此一能量「氣」，對患者身上發出的「氣」，進行理氣之辨證論治之功用。功力高深練氣者可見其顏色的氣蘊，一般練氣者藉由手指腳趾可接觸到氣阻之大小，以及最強的中心點。氣虛時低於大氣壓力，會有被吸的感覺，火旺時其氣發出衝撞之感覺，再從異常本臟往上一個臟腑（母）測其虛實，下一個臟腑（子）測其虛實，如何補瀉就了然於胸。又以把脈而言，「隔空把脈」食指中指無名指依序切入太淵穴經渠穴列缺穴（寸、關、尺），將其「氣」吊起，指尖兩旁氣的跳動，會比按壓式把脈更清楚，辨證準確率可提升不少。「無相氣學」運用以氣測氣當辨證，以氣導氣，以氣帶氣，以氣接氣，以氣排氣當調理疾病工具，可說將「氣」的運用極大化，對中醫論述可獲得應證，排除意會學說之誤解，辨證準確率相對提高，調理不用藥物針灸，總之對「氣」的了解，運用老祖宗留下的中醫經典智慧，造福人類排除疾病之苦，中醫揚眉吐氣指日可待。

小結：本章以「氣」論述地球大氣壓力，因此不用磁場論述。中國氣功千百種，宣稱為醫學氣功也不少，各有各的說法不一，其他派系氣功本人不懂無法論述。就算本人雖有學太極拳，但隔空發勁，凌空勁（太極氣功一種）不會也不懂。因此上面所描述的「氣」，是以無相氣學思維個人所領悟而陳述之。總之知其理方知其用，追索老祖宗的智慧，有志鑽研者，仍有極大空間。

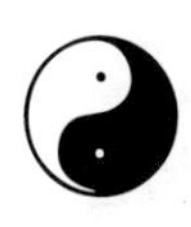

緬懷近代醫學重大貢獻中西醫醫師

中醫在於公衛這塊領域之較弱，自從明末吳有性國醫（又名吳又可）其瘟疫論重大公衛著作發表之後，便鮮少有相關醫學著作。爾後一直到2016年中國中醫科學院終身研究員兼首席研究員屠呦呦博士，以青蒿素抗瘧疾榮獲諾貝爾生理學醫學雙得主，被認為是20世紀熱帶醫學的顯著突破。在臺灣公衛方面可說舉世公認公衛做得最好的，而這方面貢獻者全是西醫醫師，他們犧牲奉獻精神值得所有醫界敬佩，「李慶雪醫師」發明麻疹疫苗、日本腦炎疫苗，令人尊敬的是這些疫苗均以其子女為實驗對象，而獲得實驗成功之疫苗，被臺灣醫界稱呼為疫苗之父。「連日清醫師」終身研究蚊子，根除臺灣瘧疾禍害。「王金河」醫師無私無畏奉獻於烏腳病患者，當時烏腳病患者患部四肢壞疽，異常疼痛，惡臭（有形容比死貓還臭），需不斷截肢（身軀難看）治療，王醫師均親自為患者清理惡臭傷口，揹患者，甚至為患者抬棺（當時人人懼怕被傳染以及臭味而遠離），這種無私無畏精神，崇高醫德，進而尊他為烏腳病之父。「陳拱北醫師」找出烏腳病之病源「砷」，從此斷絕烏腳病之禍害；以食鹽加碘，遏止甲狀腺腫大疾病，他被尊稱為臺灣公衛之父。尚有

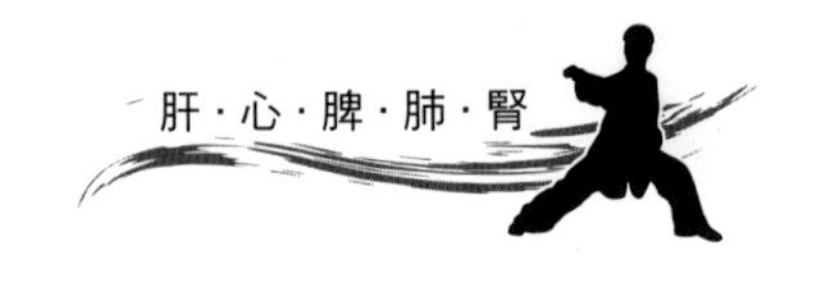

許許多多默默為臺灣做出重大公衛貢獻研究員，以下為臺灣傳染疾病除名重大紀載，世界傳染性疾病地區除名有1948年鼠疫除名，1955年天花除名，1965年瘧疾除名，1973年白喉除名，2000年小兒麻痺除名。這些偉大貢獻拯救臺灣人民的身體健康，不分中西醫都是值得我們敬佩學習的精神，這也映應上醫治國，中醫治人，小醫治病的道理。公衛領域是本人至今無法突破之處。醫學深似海，不斷努力專研尋求突破，這些醫界前輩就是我尊敬學習的榜樣。

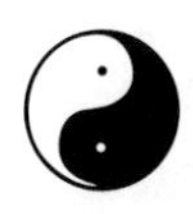

玄學

要回歸中醫之邏輯思維不得不談「玄學」，「玄學」是中國最遠古又神祕，常人無法一窺究竟的一門學問，「玄學」包含山、醫、命、相、卜。「山」上達天（宇宙）下至地之所有學問，觀天象判山巒以及人文地理全含括，醫、命、相、卜亦在其中。「醫」有內在生成疾病問題，外在因素引起之疾病問題，內在因素即自身生活起居飲食習慣所引起臟腑氣血不順疾病，外在因素有節氣更替的疾病，出生後的各種跌撞傷，靈擾所困之疾病，命中注定的疾病（遺傳也是其中之一），陽宅風水所影響的疾病，「醫」此門學問囊括命、相、卜。「命」是指人一生之命運，算命也。「相」為人之面相，觀其當下命，五行臉譜以其臉部可知疾病發於何處（臟腑），也有一說「相」是命相學。「卜」，卜卦以易經為基礎，算出過去現在未來之人、事、物。「山、醫、命、相、卜」每一門學問均高深莫測，亦非一般常理可理解，其學習艱難不在話下，當中過程以至結果令人難以置信，「玄學」名稱由此而來。「醫」，醫藥講究產地季節、採摘時辰、烘培方法、煎煮燉不同方式、尚有「形、聲、意、氣」之別，最遠古之「五行用藥」等等。辨證以四診心

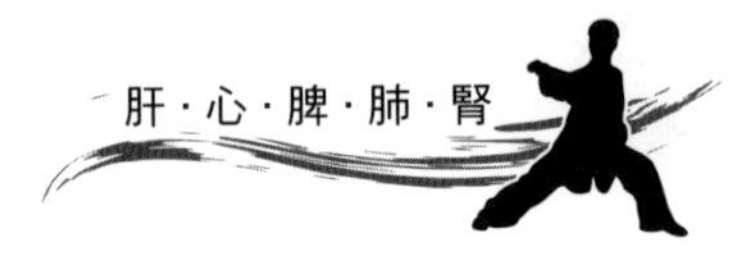

法「望、聞、問、切」為主，現今的中醫去繁從簡，藥物以所謂的科學濃縮取代古代的製藥過程，粉末膠囊代替燉煮方式，藥效減半再減半，為數眾多之中醫師輕傷科重內科，「望」之辨證少一半以上，骨架異位而影響臟腑功能病變的辨證不見了。「切」，把脈不願拜師學藝，還有不少中醫師以西醫之檢驗數據為診斷依據做辨讀，大部分以經絡病辨證，但經絡病為病果，而非病因。如此種種之從簡導致治病效果緩慢，或不對症無效果，然而會以經絡病辨證的中醫師已算不錯的中醫師，在臺灣真正用三部九侯來辨證的中醫師還有幾位，中醫被邊緣化，實怨不得人也！回歸到「玄學的中醫」，如此不只不會被科技所淘汰，尚可更上一層樓，再次受民眾之肯定。

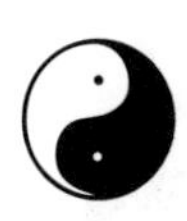

中醫與勘輿何干？

經常有人比喻地球外面是個大宇宙，人體是一個小宇宙，天體運行，星球相互牽引，均有一定之規律，地球磁場偏斜的公轉自轉，形成四季冬暖夏涼之二十四節氣，氣候改變對人體五臟六腑造成影響，最常見的是感冒中醫稱風邪。不同磁場造成五行生剋，同樣對人體也會產生共振效應，而星球與地球磁場互動，引發地球各地的不同動能，地球萬物均受其牽動，中國人將此動能之學問稱勘輿學，此動能與人體會共振形成利與弊之效應。風水（墳墓）有人類看不見的能量，它影響的可能不只一代，甚至好幾代之運勢與身體健康。陽宅其磁場同樣與人體有共振效應。以下舉三個實際案例說明，第一例：患者男性，新北市蘆洲人，當時為六十一歲，症狀腸脹氣，至林口一級教學醫院檢查，結果原因不明，他女兒請本人調理，有效果但維持不到半天又發作，調理多次均相同情況，細察其氣反應的是外在因素引起的，再查可能為陽宅所引起的，爾後到他房間觀看，床頭有一檯燈，其氣使其小腸膨脹，床邊房頂有一條氣拉到胃引起胃脹氣，將檯燈拿掉，在房頂下緣貼一張白紙，四方形白紙屬陰金，瀉陽土之氣，兩個障礙一排除，其腸脹氣同步消退。案

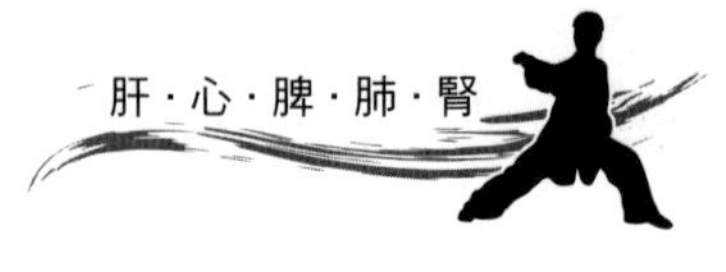

例二：患者男性，年約五十三歲，高雄市燕巢人，症狀腸脹氣，至該區義大醫院就診，經檢查為腸沾黏需開刀醫治，患者因已有僵直性脊椎炎，以及洗腎等疾病，不願手術，再轉岡山區秀傳醫院，診斷結果與義大醫院相同，不死心再至高雄榮民總醫院檢查，結果仍是腸沾黏需動手術，該患者原本就為本人調理之客戶，本人調理雖有成效，但是維持半天左右，脹氣又復發，後來再仔細查其氣，仍為陽宅問題，該患者無奈之餘請本人看其陽宅，其床頭邊有一盞鹽燈（當下流行之裝飾物），鹽燈外層為鹽製品內為燈泡，五行鹽為水，燈泡為火，水剋火，然鹽為靜態能，燈泡插電為持續動能，如此形成火反乘於水，水之體為骨頭，該鹽燈位置就傷其腰椎第一椎形成的腸脹氣，將該鹽燈排除，脹氣亦同步消減至正常。案例三：女性，年約九歲，住台北市新生南路，症狀是左側肚子絞痛，辨證為腹部左側腸套疊之絞痛，調理後睡著了，第二天又有腸絞痛發生，此次為腹部右側兩處腸套疊造成，調理後可上學，第三天肚子又痛起來，其氣顯示為胃痙攣，三天不同位置不同病因之疼痛就非單純生理問題，家長亦產生疑惑，然後細查其氣，顯示該患者之床尾有問題，本人請她母親拍其床尾照用LINE傳來，原來其床尾有一紙箱物品的氣拉到患者腹部，紙箱排除後，小朋友就會玩會說笑話了。讀者可能會問為什麼既然有能力查出是陽宅問題，而不一次就解決，還要拖延幾次，調理不行再處理陽宅問題，本人貪財嗎？這是無奈啊！如一開始就講是陽宅所引起的，常人會認為怪力亂神騙財來的，誰信？然而事實證明中醫與勘輿脫離不了干係，對找不出病因的疾病，民間有句順口溜「問神如問鬼，吃藥如喝水」，此非生理造成的疾病，亦非因靈擾所致之病，這就是風水陽宅所造成的疾病，然「醫」為玄學並不只此一樁。

下面再舉兩個以較簡單案例，一個可見實物影響，一個不可見無實體物影響的。

◆**範例一**：患者女性年約六十三歲，臺灣雲林人，症狀右膝內側腫痛，氣顯示其右髖關節移位，右膝關節內扭，本人氣學調理，雖有改善但數小時後又發作，該患者轉看西醫骨科右膝關節腔內有積水，抽完積水止痛劑藥效一過，右膝關節疼痛無力感又發作，本人再詳看問題出在陽宅房間臥室，請其家人拍臥室照片傳到本人手機，就是下面這張照片，問題出在鐵櫃上方紅色毯子，其氣拉到右髖關節移位（脫臼），而櫃子裡面左邊有一小紅白色袋子氣拉到右膝關節內扭，將這兩個排除後，無藥自癒，這是看得見問題所在處，陽宅影響身體問題。火反盛於水的相剋案例。

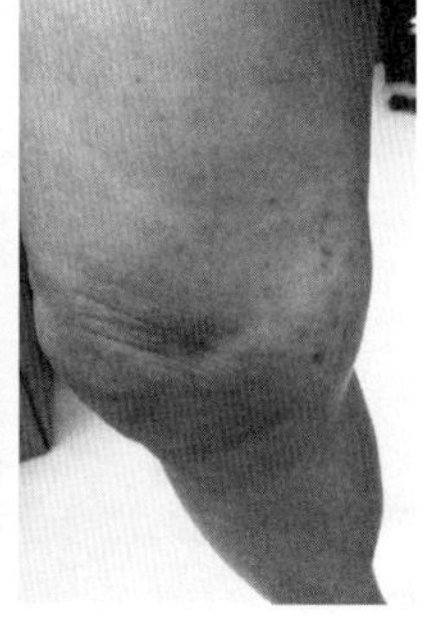

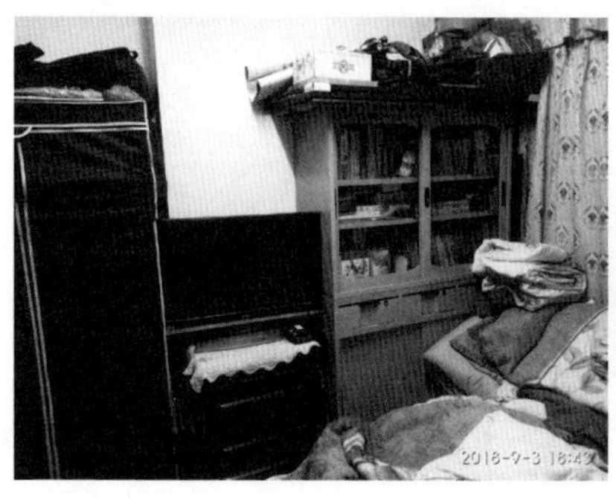

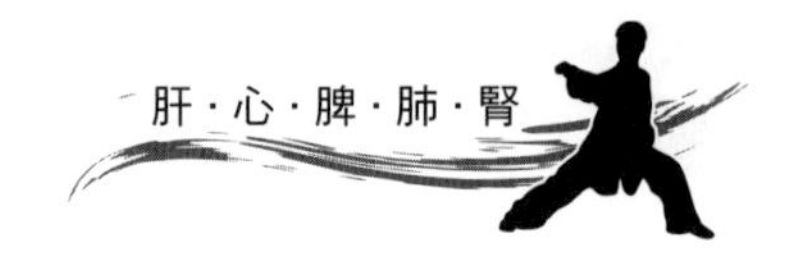

◆**範例二**：患者男性年紀三歲小朋友，症狀：鼻塞有痰咳不停。調理：背後胸椎第五椎氣衝胰，形成胰火旺濕痰，胸部傷會反射其竅鼻翼的鼻塞。調理後數小時後又復發，幾乎每天如此一再重演，經詳查患者胰火氣從何來？仍然為陽宅房間臥室問題，請其家長拍臥室照片傳至本人手機，照片床尾空無一物。這才是真正「玄」。家長疑惑問本人，老師怎麼回事？本人回答氣煞來自屋外進而影響臥室氣場，氣煞點在床尾右側，煞氣屬土就是其他建築物影響的，當時本人在大陸廣東惠州，患者在臺灣無法做長久解煞，只能暫時化解，請其家長在床尾擺一張椅子，椅子上面放她老公內衣，內衣白色瀉土，擺好後如下圖。「第一張未化解圖，第二張椅子暫時化解圖，第三張原因出在原本三輛自行車車頭全向著自家門，形成路沖，傷到小朋友胸椎第五椎，第四張將三輛自行車頭全向外，原本家門對面圍牆，變成替他家開路，胸椎問題即化解」，鼻塞，咳嗽有痰，無藥而癒，本人接過不少類似案例，因當時沒有要寫作想法，所以均無拍照做實證，本來「玄學」就是讓人難以置信，就算有拍照實證他也無法想像而採信。然而在臨床上因陽宅問題進而影響身體健康，其比率甚高，再舉一案例；有一位患者胰臟感冒，咳嗽、

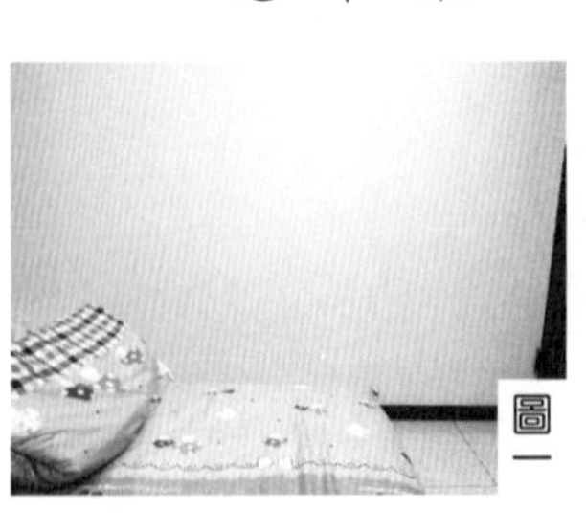
圖一

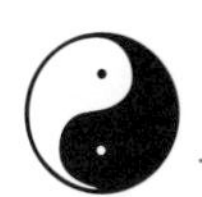

發燒、無食慾、頭脹頭暈、全身骨頭痠痛、精神其差。調理反反覆覆，一下病毒在胰臟，一下在脾臟，經仔細查她床頭旁有一電源插座影響所致，電源屬火，電源線形如小腸，小腸屬陽火，陽火生陰土（脾胰），因此脾胰病毒不斷有來自電源插座提供能量，所以胰臟感冒調不好，她去看西醫也是一樣不見好轉，後來本人於其電源插座旁放黃色小存錢筒，黃色小存錢筒下再放兩張白色衛生紙做連瀉，之後調理效果馬上改善。也就是說陽宅是造成辨證盲點之一，身為醫者卻不可不信，如此醫學盲點就可降低許多。

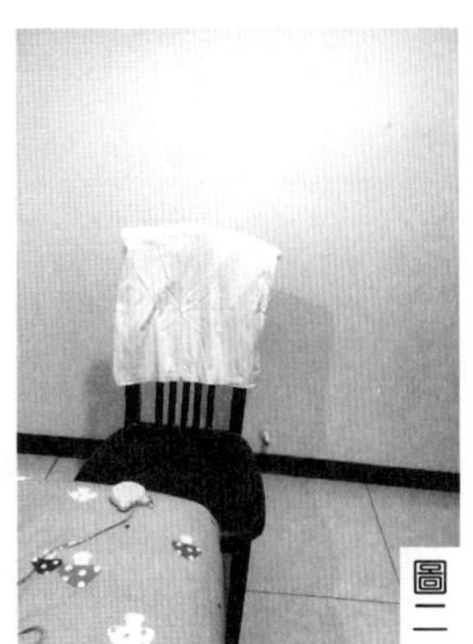
圖二

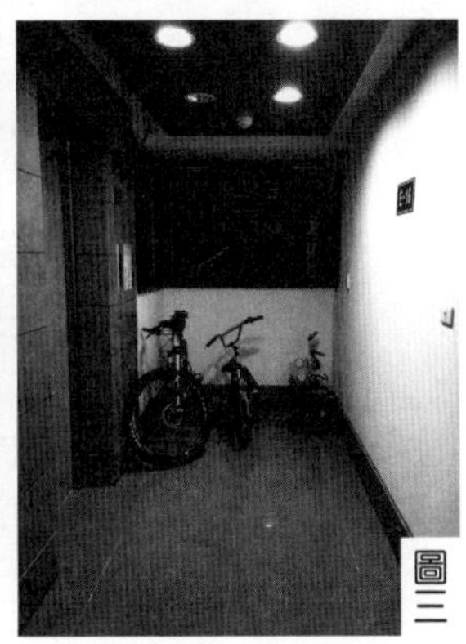
圖三

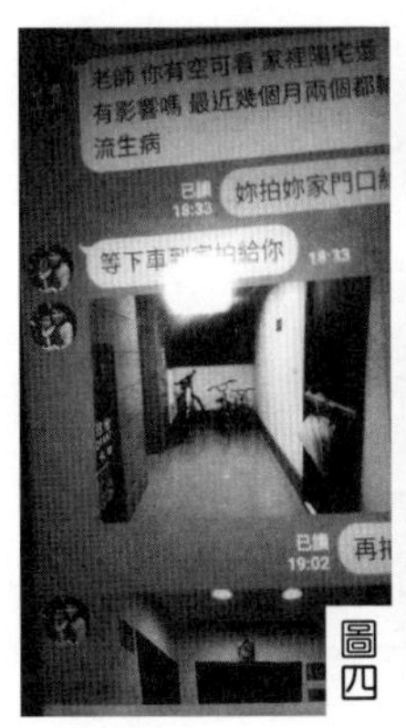

圖四

靈學與中醫

醫療有正統醫療、民俗療法、靈療法，正統醫療所指為西醫或中醫治療。民俗療法為各國民間流傳之可能無理論之特異療法。靈療法俗稱巫醫，天主教有靈療法，中國北方薩滿教、北美洲印地安人、中南美洲非洲均有用祖靈醫治疾病方法。國內靈療法以道教為主。中國自商朝以降，各朝歷代至今均嚴厲排除迷信，宗教誤國，尤其以「孔子云子不語怪力亂神」，此乃精德者寡，庸貪者眾，其因神棍太多，影響社會安寧，甚至結黨營私叛國造反，中共不就是如此，方有無神論。一粒老鼠屎打壞一鍋粥，奈何！既然「醫」為玄學，自然與靈學有關，從古至今中醫均有靈治論述，人受驚嚇神經緊繃，氣血不順，中醫原本就是調理氣血不順所造成的生理疾病，如果患者再有驚嚇不先收驚，調理效果就大受影響而降低。中醫辨證有風邪與外邪之分，外邪所指為自身之外其他靈體干擾所致，這些通稱「靈擾」。「靈擾」包括好兄弟（孤魂野鬼）、神位位置不對，奉侍多位神明尊卑不分、神明廳被外面風水所剋等等。好兄弟引起的，從眼神可略知一二，輕微者需從青靈穴查起。神為陽，邪為陰，陰靈虛浮渺茫，欲借人體來感受七情六慾以及酸甜苦辣之實在

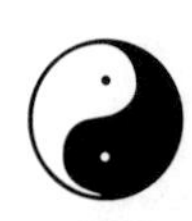

感。神位位置不對等等問題，神之不安透過使人身體不適來提醒，需要人來改善其不安問題。因此醫者仍需學會如何處理靈擾這一塊之學問，收驚、與好兄弟溝通講道理、神明位置擺正擺對、風水剋煞排除，不請神不拿香，氣功也可調理「靈擾」。

「靈擾」常會在臨床上造成誤判，例如左邊腳踝疼痛，氣顯示左腳踝扭傷，左腳踝調理後，左腳踝沒事，換成右腳踝疼痛，右腳踝調完又變成右髖關節扭傷，收驚後就沒有一而再發生的疼痛問題。全身骨頭痠軟，氣顯示腎感冒，怎麼調都調不好，靈擾調離後，感冒症狀不見了。個人臨床經驗有些人一有感冒就容易被卡，靈擾不先排除，感冒就會拖很久，更明顯案例，感冒明明發燒體溫超過三十八度，患者卻一直說身體很冷的胃寒，這些無法用學理科學解釋是經常出現於臨床。有些有靈擾也有感冒或呼吸困難症狀，靈擾排除後症狀全消。經絡穴道之中，本神穴、神藏穴、膻中穴，對重度昏迷患者有極大幫助。再者器官移植所出現的一些問題，西醫稱此為排斥效應，現在新說法為細胞記憶，然而有實際案例，接受眼角膜移植患者，感應到移植者前身的加害者，因而幫助警方破案例子。肝臟、心臟、腎臟移植，多數晚上會做惡夢，捐贈者來要回它的器官，此解法需用溝通方式處理。最常見是患者稱我好像身不附體，走路輕飄飄的快跌倒的感覺，也有的說我從身體冷出來，我的骨頭冷，這些均是靈擾現象，不先排除靈擾，辨證就產生疑惑之困擾，無從論治，臨床上就會有盲點發生。由此可見古人將「山、醫、命、相、卜」取名玄學五術，為不可分割，是有其道理。身體五臟六腑陰陽五行，亦是息息相關不可分割，這都是邏輯思維的原點，一分割即成為片片斷斷，什麼都不是了。

結論：讀者可能對「靈學」還是半信半疑，中藥最有名的還魂丹，就是北京同仁堂的「安宮牛黃丸」，對昏迷不醒（靈離體）之患者，有起死回生之功效，其藥材裡面幾味與靈有關藥物，「犀牛角」角為五音之首屬木臟為肝腑為膽，「五神」肝臟魂，牛黃為牛之膽結石，熊膽，肝膽一陰一陽。心臟神用人蔘，這些均用來讓元神回體藥材，此處的「宮」是指腦，「安宮牛黃丸」是中國國寶之一，不就是「靈學」藥方。遺傳也是靈學一部份，西醫稱基因遺傳，用一個比較實際細胞生理現象來詮釋，精蟲進入陰道，精蟲會互相廝殺，勝者往前衝經子宮頸子宮再到輸卵管與卵子受精，而尚在子宮的精蟲會往回阻擋後來的精蟲，以確保第一隻精蟲不受干擾進行授精行為，由此可見後面的精蟲雖尚未授精確具有靈性，臨床上偶而也會碰到母女有相同症狀，調完女兒的症狀，母親的症狀竟然同步消失，我們稱之為當下遺傳，亦可說母子共振原理。在遠古的「醫」原本為「巫」，「巫」拆字上一為天，下一為地，中間一豎為天與地之溝通，兩邊的人一個是看得見的人，一個是看不見的人（即是靈擾），調理疾病如此方稱為「巫」，當「勘輿、靈擾」與醫分割，多數疾病無法徒手醫治，此時需借助藥物治病，藥物需炮製，醫字下為酉，「酉」，醬之意，炮製也，玄學「醫」與

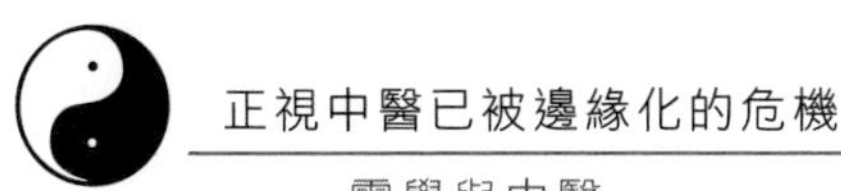

靈學運用仍有其必要性。「附註」封建年代要學玄學之人，師傅都先要學徒對天賭咒，不可藉所學做出傷天害理之事，否則會受天譴。然而神棍危害社會案例從古至今仍層出不窮，騙財騙色從不間斷，自律修德均須時時自我警惕，不可做出錯誤的第一步。

命、相、卜

古代在朝為官日日擔心的是「伴君如伴虎」，御醫更是終日不安，龐大的皇室家族王公貴族，哪天無人生病，稍有不順，牢獄之災、殺頭、罪及九族，常而有之。因此御醫多數均有涉獵「命、相、卜」，趨吉避凶與欽天官也往來密切，命運共同體也。流落民間當郎中大有人在，如此在與民間郎中相互交流下，為數不少中醫也有此項技能，然而古代醫者原本就會運用五行臉譜與五竅做為「望」之辨證：眼為木之竅，腮邊為肝之反射區；舌為心之竅，山根通心；唇為土之竅，額頭連胰，鼻頭連脾；髮眉為肺之竅，鼻翼屬肺對應區；耳為水之竅，鼻樑骨對應脊椎。腮邊、山根、額頭鼻頭、鼻翼、鼻樑骨等為五行臉譜相區。青春痘胰火旺。鼻塞肺傷。鼻樑骨彎曲脊椎反射來的。鼻中膈彎曲尾骶骨彎曲對應而來之。老祖宗的五行臉譜非空穴來風，是真有其辨證價值性，然今之中醫會運用五竅五行臉譜辨證者少之又少，中醫去古代醫學技藝，思惟西醫化，不被邊緣化才怪！再者當今文明社會無需考慮牢獄之災，只要問心無愧，醫者父母心，該救或不該救均與救之，醫德也。注重自己醫術是否精進方為王道，共勉之。

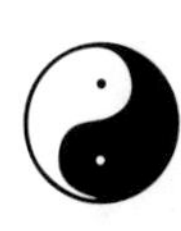

中醫的歐帕茲文明「氣學」

考古學界在世界各地均有發現為數眾多幾萬年前的文物古蹟，超越現代之科技文明，這些遠古文明稱為歐帕茲文明（Out Of Place Artifacts）。如此之文物古蹟皆是可目視之真實物品，但個人認為尚有看不見的歐帕茲文明，就是所有中醫經典裡經常談到的「氣」。《黃帝內經》為中國有文字記載最早的醫學著作，看似黃帝與岐伯對話，但其對話內容，並非當時之創作，而是存在已久之醫學理論，也就是說《黃帝內經》為黃帝與岐伯辯解當時的遠古醫學理論，而這些醫學理論經常出現一個讀者無法領悟的字「氣」，如：陽氣、陰氣、精氣、邪氣、熱氣、溫氣、寒氣、生氣、氣壯、散氣、氣衰、穀氣、營氣、衛氣、氣滿、氣逆、氣順、厥氣、氣癃、氣色、理氣、肝氣、心氣、脾氣、肺氣、腎氣……等。又如《內經舉痛論》中所述：「余知百病生於氣，怒則氣上，喜則氣緩，悲則氣消，恐則氣下，寒則氣收，熱則氣泄，驚則氣亂，勞則氣耗，思則氣結，九氣不同，何病之生？」亦有如此眾多名詞形容詞的「氣」。「氣」看不見摸不著，令人百思不得其解，只能意會，不能言傳！中醫無法真正理解「氣」，以致無法落實於臨床實際應用，大多數醫者將

《黃帝內經》束之高閣，改以經絡治病，但是經絡病為病果而非病因，結果變成治標不治本。中國人為了知「氣」為何物，產生了千百種氣功門派，各門各派均有其理論與練氣功法，然而可與內經之醫學理論相結合而運用者寡之又寡。「氣」是一門高深學問，礦植物、生物（含細菌）、病毒、死靈、活靈，中國文字、顏色……等，萬物皆有其氣。練氣者需練至摸得到氣，深者可見其氣、氣之走向、各種氣之五行歸屬，如此方可真正理解內經之醫學理論，再加以運用，能以氣測氣、以氣帶氣、以氣導氣、以氣接氣，以氣排氣等手法，從辨證，外傷止血，關節扭傷調理，傷口縫合，瀉火氣（消炎），接骨，脊椎矯正等各種傷科調理到內科補瀉，「氣」均可運用醫治調理。最重要的是辨證準確率高，因為患者的「氣」會說話，只要能夠以氣測氣，自可得知。勘輿學方面之各種煞氣、穴脈之氣、財位之氣等，亦可探其氣，知其五行屬性，以化剋為生之法化解，甚有成效。財位是有財有庫，或是有財無庫，皆可以其氣所顯示之五行屬性加以調整，功力深者，甚至可至移形換位之境界，運用「氣」于勘輿，奇妙無比！尤其對處理煞氣傷身，有立即性之效果。如此尚不足以顯示「氣」為中醫之「歐帕茲文明」，中醫五音「角、徵、宮、商、羽」，一般人只知其意而不知其用，這需用古漢語河洛話發音方有其功用，（河洛話為現今之閩南話），唸河洛話的「角」，肝膽會共振；唸「徵」，心臟小腸共振；唸「宮」，脾胰胃共振；唸「商」，肺大腸共振；唸「羽」，腎膀胱共振。先以母音開路，將帶入所

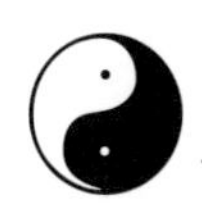

需之臟腑，再以五音為用，上補下瀉，效果顯著。例如小腿肚抽筋唸「ㄚ角」，無需一分鐘時間即可化解。頸椎扭傷亦可用聲語矯正。聲語之氣可辨證，進一步可調理。人一開口就有「氣」，等於說老祖宗將聲語如同灌電腦程式般融入醫理，老祖宗將「氣」發揮的淋漓盡致。這個失傳幾千年的文明「氣」，不就是「歐帕茲文明」嗎？寫到這裡，可能讀者仍是疑惑無法相信「氣」，然而它是可以觸摸得到的甚至可以視之，人類運用電波遠端遙控無人機，無人坦克車，水下無人探測船，遠至火星無人探測車，當今VR虛擬實境遊戲，戴上那些電子感觸器，就有視覺感以及手之接觸感。引擎發動的汽車人在車外可感覺車的熱氣，活人身體組織細胞在運作，同樣身體的氣也會散發出來，正常的氣在體內正常運轉，有如水管在牆壁內看不見摸不到，不正常的氣如同水管破裂，氣如強烈水柱般射出，如果你在醫院，將氧氣流量表或空氣流量表打開一點，將手放在流量表下方，會感覺有氣流，這是氧氣（空氣）高壓濃縮釋放出來，人身體不正常的氣雷同，一般人難以感受，上述之「氣」亦是可借助練功功法達到接觸感與視覺感的。「無相氣學」是一種玄學，是「無相氣學」陳銘堂老師所領悟還原老祖宗之智慧，令人由衷敬佩，將其發揚光大，亦是所有無相門人的責任。

不可思議的古文明

上一段談到歐帕茲文明，那是幾萬年前的遠古文物。而比較為人所知的美洲印加曆法，中南美洲黃金飛機，瑪雅水晶骷髗頭，埃及古墓發電機，英國巨石陣，伊拉克出土的陶罐乾電池，土耳其巨石陣，歐亞幾千年前地底隧道，地中海出現的安堤基特拉機械（超級時鐘），新疆的杜立巴石碟，天下第一奇書山海經，三星堆的古文明，二十八億年前的金屬球等等，這些都是超過四千年前的古文明，至今仍無法解釋其科技來自何處？是何原理？再舉幾個四千年來中國難以解釋的古文明。

一：陶寺日晷觀象臺，位於山西省襄汾縣，距今約四千七百年前，確實哪個朝代未知，祭壇上有十三根夯土柱呈半圓形排列，可通過柱間狹縫觀測日出判段節氣，又日出之長短隱藏太極圖案。

二：西漢見日之光透光魔鏡，銅鏡是古人用的鏡子，本為反光不透光之器物，但其神奇之處，若以一束陽光照到鏡面，原本不透光之背面所刻之圖案文字，光透過鏡面竟可將圖案文字投射至牆壁上，因其刻文為「見日之光，天下大明」，取名為「見日之光透光魔鏡」。此項科技至仍今無法破解其密以及複製。

三：渾天儀，據說為東漢張衡根據渾天說理論製作出來的，是世上第一為江水轉動複雜齒輪，用於驅動渾像這種動機付諸實現的科學家。張衡智慧聰明才智令人敬佩，重點渾天說之學問來自何處？不知。

四：侯風地動儀，也是東漢張衡另一偉大作品，是當今已知全世界最早一部地震儀。

五：唐代敦煌古星圖，為唐中宗年代，為全球最古老準確的星圖，幾位欽天官觀測，李淳風整理而出，當時無望遠鏡，如何繪製出來的至今仍是個謎？

六：北宋禹跡圖，看似一張地圖，反觀現今中國完整地圖是動用多少人力多少年以及現代衛星科技方能完成的，北宋當年光用人力如何繪製與現今衛星照射同樣的地圖？神奇的是其比例尺，黃河與長江最短距離或城市間距離均可用其比例尺算出，準確無比。如何繪製無法解釋。

七：北宋蘇州石刻天文圖，作者北宋黃裳，假想他是運用漢代的渾天儀，或是參考唐代敦煌古星圖，因而觀測到赤道黃道北極，以及1434顆恆星28星宿，但是地磁偏23點5度還有太陽黑子又如何得知，又一樁令人驚奇的黑科技。

八：北宋水運儀象台，蘇頌所製作天文鐘機械鐘，自動調整歲差，驚奇的是如何調控水量使機械運轉。

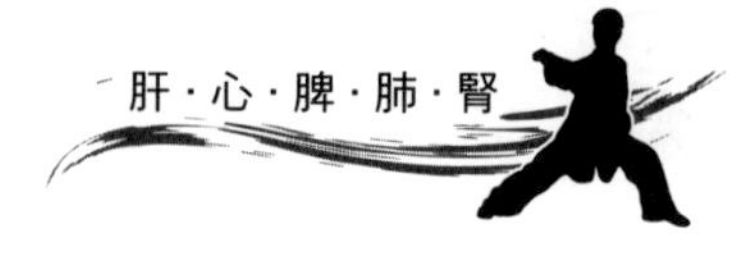

九：北京城子午中軸線，當時無測量儀，如何在如此大之地方測出如此準確之子午中軸線。還有北頂娘娘廟靈異事件，也印應風水之現象。

以上舉例古代文明之實際存在，其科技甚至跨越現代科技。除了令人驚奇外，也帶給我們新的省思，我們不理解的事物，並不代表它不存在，大陸央視曾播出極地篇（六），西藏有一種藏醫可用石頭辨證，用石頭入藥，不可思議的醫術，如同中醫所描述的「氣」，當今已有科學家運用科學儀器想偵測「氣」之顯像，這與本書所陳述之「氣」頗有出入，知「氣」之屬性以及特性，方知如何用，有用方有其價值，這門學問才值得我們繼鑽研下去，理論臨床最終用結果來證明「氣」之真實性，對中醫辨證論治提供更高的準確率，這才是我們所期待的。

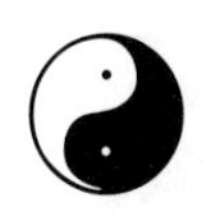

再談「玄學」之形、聲、會、意、氣

中國象形文字與其他民族象形文字最大不同處，在中國象形文字融合「形、聲，會，意，氣」，字形不只代表其意義，字本身會發出本意的氣，例如：蛇字，摸字的氣顯示是細長條曲折的氣形，狀如蛇，龍字，它的氣就呈現頭寬大身體也大，四肢尾巴，就是龍形的氣，由此可見老祖宗造字的智慧，高深莫測也。如再配合發音（聲），「聲」有涵蓋音，氣，如此整合方能意會出「形、聲、會、意」真正意涵。玄學裡的「形」不光是文字形狀，物體形狀，尚有顏色配合。命理測字需運用它。醫學運用上其價值更令人驚嘆，形與五色用藥配合使用簡便，效果立現，無藥物副作用。聲音「五音」可先用於辨證再用於藥，奇之又奇。更玄之處在於「氣」，有「形」就有其意的「氣」，發出該「形」之聲「氣」隨之與其共振，然一般人對「氣」而言是視而不見，摸而不著，難以體會，此為「玄」之由來。「形」用於傷科方面，神經元「室管膜細胞」運用在脊椎矯正，「室管膜細胞」形似脊椎，調理「室管膜細胞」其氣就會反射至脊椎，脊椎矯正效果顯著。中國人常講吃肝補肝，吃心補心，不懂的人認為是無稽之談胡說八道，事實上動物的內臟與我們

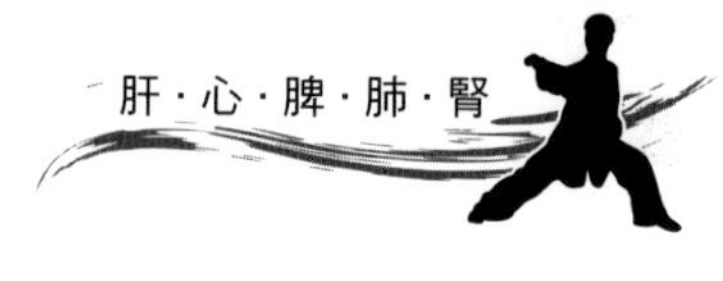

人類內臟的氣有共振效應，有共振氣，就會有動能，進而產生物理及生理功能，例如：吃肝，其氣入肝、補小腸、瀉膀胱火，這才是吃肝補肝的真正涵義。國人的母親節父親節，河洛話順口溜「穀雨補老母，立夏補老爸」節氣穀雨買米苔目給母親吃，米苔目長條形色白，屬陽金，目的瀉胰火補腎，立夏買豬腳麵線，豬腳補腳（腿腳），麵線細長狀如神經，等於放鬆神經，雖然這些食品價格便宜，但意義深長，而所謂食療法就是運用這個道理，這些屬「形、氣」。本人非中醫師，開藥方為犯法，所以用食療來做為促進健康的其中一個方法。而中藥更講究「形、意、氣」，五色配合「形」亦可當藥使用，其效果幾乎同步生效，妙不可言。桃膠：桃樹枝節流出的汁液，類似琥珀，而桃樹枝節這有如人的骨頭關節處，流出的桃膠就如同關節滑液囊潤滑液，吃桃膠對膝蓋關節是有幫助，此藥為「意」。藥王之一：石斛，其形一節一節，狀如脊椎，其「氣」就走脊椎，為治脊椎痠痛之良方。如將石斛磨成粉末，無形就無氣，剩下化學成分，其效用不到三分之一。金線蓮葉呈絲狀線條，氣走心包（冠狀動脈），是通血管良藥，如製成濃縮科學中藥，效果大降特降。現今市面上風行濃縮科學中藥，情況類此，唉呀！效用差多了！國人常犯一個毛病，總認為外國的月亮比較圓，捨己之長，就他人之短，結果自己成為四不像，什麼都不是。憂心的是當今太多中醫西醫化，醫治效果不彰，如此怎不被邊緣化？如「形、意、氣」配合五行運用得當，舉手投足身邊任何事物均可當治病利器，堪輿風水化剋為生，輕而易舉，因此「形、意、氣」絕對不可等閒視之！再說簡體字是有其日常使用上的方便性，但繁體字是中國字的骨髓，內涵之深絕不可棄！

五行運用

談到「五行」，普世認為這是古代漢族的哲學思想，邏輯思維及系統論。各類「五行」以其屬性歸列，加上生剋原理來活化其理論，意會其意，再運用於「山、醫、命、相、卜」各行業中。「五行」有天干「甲乙木、丙丁火、戊己土、庚辛金、壬癸水」。方位「東、南、中、西、北」。物性「木、火、土、金、水」。五音「角、徵、宮、商、羽」。顏色五色「青、赤、黃、白、黑」。季節「春、夏、長夏、秋、冬」。五氣「風、暑熱、濕、燥、寒」。「五行氣之走向」木性上寬下窄，火性上揚，土性居中發四方，金性內聚，水性下沉。生化過程「生、長、化、收、藏」。五味「酸、苦、甘、辛、鹹」。五身體部分，五臟「肝、心、脾胰、肺、腎」。五腑「膽、小腸、胃、大腸、膀胱」。五體「神經、筋、韌帶以上為木，脈絡、血管為火，肌肉屬土，皮毛屬金，骨屬水」。五竅「目、舌、唇、鼻、耳」。五液「淚、汗、涎、涕、唾」。五臭「臊、焦、香、腥、腐」。脈象方面，五臟脈「沉（弦長）、浮（大散）、中（遲緩）、浮（濇短）、沉（滑軟）」。時脈「弦、洪、緩和、毛、沉」。精神意智方面，五神「魂、神、意、魄、

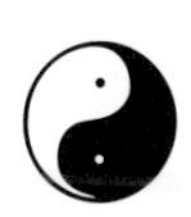

精」。五志「怒、喜、思慮、悲、驚」。五聲「呼、笑、歌、哭、呻」。五常「仁、禮、信、義、智」。老祖宗將五行分類，主要讓後人方便使用，「木、火、土、金、水」為主體，所有「五行」依主體屬性歸屬方知其用，堪輿卜卦配合天干地支，運用方位季節，輔以五氣五聲生化過程。作戰擺陣圖需運用五行八卦，方有生死門之效用。面相學也以五行臉譜為主體。醫學方面有臟腑屬性，辨證有臟脈時脈、五音、五竅、五臭、五氣等綜合辨證。五行用藥有方位、五味，五音、五液、五色，五神等可運用。然而自漢朝以降，中醫絕大部分以俗稱醫聖張仲景「傷寒論」之辨證論治作為依據，有症狀有湯頭歌訣加減治方，方便又快速，如果忽略五神、五音、五竅、五臭、五氣，五色等運用，更不知方位可治病。坊間有句順口溜「蓋房子的怕抓漏，醫生怕治嗽」，說明了咳嗽十分難醫啊！咳嗽有乾咳、有痰的咳嗽，其因何在?喉頭氣管支氣管對應的是大腸陽金，金性內聚，大腸神經拉緊，喉頭氣管支氣管跟著緊，管內絨毛反射，不咳也怪！胰土在「五氣」中屬濕，胰臟感冒，胰火旺，濕痰從肺出；肺感冒，肺火旺，金壓土，濕痰也跑出來湊熱鬧。所謂辨證，就是要找出真正病因，對症下藥，一服見效，否則一個連疑難雜症都不是的感冒咳嗽都治不好，還被唱成順口溜，豈不可悲！無奈的是民眾因此往西醫靠以求速效，中醫花黃葉落，不傷心嗎?老祖宗的智慧是我們的依靠，認真找回老祖宗的智慧，中醫才不會被即將到來的翻轉醫學所淘汰。

五行用藥

「五行用藥」是「無相氣學」創始人陳銘堂老師，由中醫遠古知識經臨床實驗所得出「五行」之實用性與科學性，是一種物理能轉化成生理能的特異現象，也就是說藉由宇宙轉動能量，光線色澤能量，音頻共振能量以及自身臟腑化學物質相互反應能量，這些能量會與身體組織細胞產生共振效應，進而影響臟腑生理功能。「五位」東、南、中、西、北為宇宙轉動能量。「五味」酸、苦、甘、辛、鹹。「五液」淚、汗、涎、涕、唾為化學物質相互反應能量。「五音」角、徵、宮、商、羽為音頻共振能量。「五色」青、赤、黃、白、黑為光線色澤能量。借助這些各種不同能量，在人體臟腑對應共振下，達到臟腑平衡氣血通順之療癒功能。

一：「五位」東、南、中、西、北。宇宙星系中各星球其不同物質成分，形成自身特異能量，恆星為主體，行星受恆星牽引繞恆星運行，此運行路線稱為黃道，衛星繞行星運行。星系有星系間相互牽動之動能，星系內恆星行星衛星亦有其相互牽引之動能，此一動能老祖宗以生剋代表被牽或引另一星球，主動或被動之意。人五臟六腑各司其職，從飲食消化吸收之化學變化轉化成生命能與生理能，而這些能量又會與宇宙能量產生共振效應。當地球自轉與太陽出現的角度，分出東南中西北五個方位，人面向東方背向西方，身體前面屬陰，東方屬木，面向東方肝臟會有共振，背向西方，背屬陽，陽金大腸會共振。面向南方，心臟膀胱會共振。立身之下，地為中，脾胰胃會共振。面向西方，肺膽會共振。面向北方腎小腸會共振。

「用藥」方位與五臟六腑之共振能量為靜態能，無法行補瀉調理之動能，此時需運用手腳帶動其他方位能量轉化成動能，口訣是「手補腳瀉」。例如：肝火旺，先面向東方微調至肝氣動，左腳趾轉向南方，引肝氣下小腸，然而瀉過反成虛，此時需小補，右手臂抬平於肩同高指向北方，手背向上引膀胱氣入肝，因其為小補，手指微向下，直至氣順身體舒暢，雙眼有明亮感覺為止。肝虛症先動手，雷同面向東方至肝氣動，手臂抬平至肩同高，手背向上指向北方，引膀胱氣入肝（陽水生陰木），又補過上火，需小瀉，腳趾向南方，腳趾微扣調整至氣順眼睛亮為止。大腸火旺，面向東方微調至大腸氣動，右腳趾轉向東北方至大腸火氣消，左手掌掌心向下，掌面微下掌跟微上至氣順眼晶亮為止。其他依此類推。此種調理可站或坐均可，坐著手臂可墊物品輕鬆維持較久。注意面向東背向西，此為金剋木之姿勢，此時身體以任脈督脈為中軸線，前正對東背正對西，東西能量均衡無剋之能量。當補或瀉之能量進入臟腑，功能

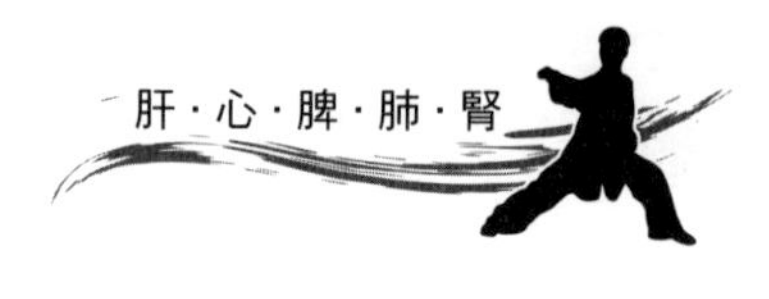

立現，如以腳水腫為例，平滑光亮之皮膚不到一分鐘時間，皮膚即有皺紋出現。可說是方便使用效果快速。

二：「五液」淚、汗、涎、涕、唾。現代人講衛生，淚汗不是垂手可得，又鼻涕耳屎誰敢吃，無實用性因此不詳述。

三：「五味」酸、苦、甘、辛、鹹。酸入肝補小腸瀉膀胱火。苦入心瀉肝火補胃。甘入胃補肺瀉心火。辛入肺瀉胃火補膀胱。鹹入腎補膽瀉大腸火。食療法最具代表性，但看似簡單實則仍有學問，如芒果未熟色青味以酸用之，熟色黃味甜氣走胃，不可當酸用之。紅番茄未完全成熟色青帶紅，可當苦用之。苦瓜氣走小腸，紫芋頭氣走心。胡蘿蔔氣走心。地瓜（土豆）氣走胃，糙米氣走胰。辛（辣），薄荷為辛涼，嫩薑屬溫辛，老薑為辛辣。食療有如君、臣、佐，使可配合其他食物使用，本味當使，上味當補下味當瀉，可連環補或連環瀉，還有注意劑量問題。簡單方便效果雷同藥物。

四：「五色」青、赤、黃、白、黑。光線顏色有紅、橙、黃、綠、青、藍、紫等七種顏色，這當中沒有黑色，超越五千年前的老祖宗，又如何選擇「青、赤、黃、白、黑」來運用於玄學，無法得而知。現今用氣測知，當光線照射青色，其光波能量肝膽共振。紅色時心小腸共振。黃色脾胰胃共振。白色肺大腸共振。黑色腎膀胱共振。一種顏色其氣雖可與臟腑共振，如何分出陰陽入臟或下腑，此時需配合形以分陰陽。從古

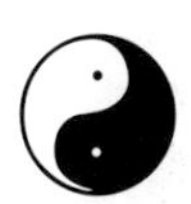

至今只知其理不知其用，設想在身上衣服貼上色紙，有如丐幫不雅觀，又走路或睡覺，衣服會移動位置功能失效。然而照片問世後情況改變，當事者照片有如其本人手機號碼，從照片調理有如打電話，無距離感即打即收，效果立現。「五色用藥」需再配合「形」使用，「上補下瀉」原理。說明：如肝硬化肝實火，先將膽調鬆，使淤積於肝的膽汁可順利下到膽，然後在大肝下方放上長條形紅色紙（形似小腸）瀉肝火，瀉過反成虛，需小補肝，於大肝上方放置長條形或膀胱形狀黑色紙，比例比紅色條狀紙小，效果快速。反之肝虛症，先放膀胱黑色紙再放紅色紙，比例黑大紅小，重點放置色紙的位置點需很準確，一定要調整至氣開氣順，如此方有其功能。其他臟腑虛實以此類推。「五色用藥」跳脫「君、臣、佐、使」用藥規律，直接將臟腑所需之能量帶入，無需開路方「使」，色紙大小區分大補小瀉或大瀉小補，省去「佐」之用藥，取得容易方便又可重複使用，不必等藥物的化學反應時間，無藥物之副作用，可說在用藥方面誰與其爭鋒。勘輿解煞運用「五色」化剋為生，更是一絕，例如：牆壁角刀煞，牆為磚塊或水泥所砌成，磚塊水泥均屬土，因此解角刀煞用金性顏色白色解，如想更安全解法可用銀色解連瀉法，銀色為白色與黑色混和色。

五：「五音」角、徵、宮、商、羽。真正落實於臨床醫學，可辨證可用藥，此為「無相氣學」陳銘堂老師還原遠古醫學神奇之創作，更是空前絕後之作。「黃帝內經」為漢族

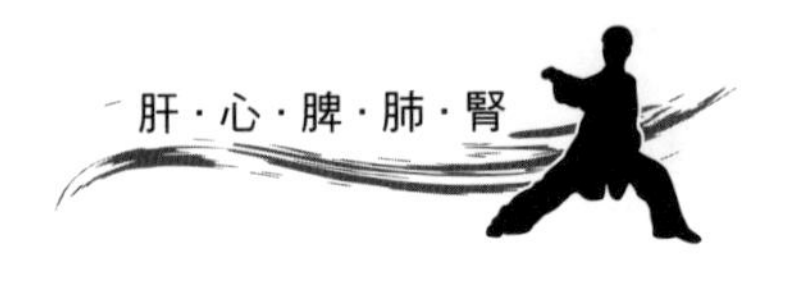

遠古醫學，內經所提「五音」需用古漢語發聲方有其功能，古漢語河洛話（現今閩南話），陳老師以國語注音符號為藍本，改編一套獨特河洛語之注音符號，細膩規列出「母音、子音、聲母、基本韻母、複合韻母、鼻音韻母、複合鼻音韻母、入聲收音」。現今已失落的音法，清楚明確將河洛語之八聲還原呈現而出，例如「君、滾、棍、骨、裙、滾、郡、滑。東、黨、棟、督、同、黨、洞、毒」。知八聲每一聲其氣之不同走向，如此方能運用。老師只聽發ㄚ的聲，就知病在何處?敝人資質愚鈍，無法得其精妙。覺得這是所有氣功最難學的一種，只會最基本將母音「ㄚ、ㄝ、一、ㄨ、ㄛ」引臟腑之氣當「使」，「角、徵、宮、商、羽」當藥用，補或瀉，亦可連環補或連環瀉。例如：肝虛症先發ㄚ將肝氣引出，再發羽音連發幾次至肝鬆為止，用河洛話頸椎矯正，簡單的各種關節至腳踝扭傷，最常用的是小腿肚抽筋，發「ㄚ」重音三聲引膽氣出，再連發「角」音至抽筋鬆解為止（不用到一分鐘即可解）「五音」可辨證又可轉變成當藥使用（化解），可惜河洛話只通行於閩南以及台灣，而閩南仍有各地口音差異，因此無法大量推廣，不然它是所有「五行用藥」，最方便又有效果的立即辨證又馬上醫治的神奇方法。

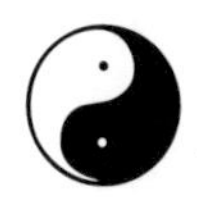

小結；老祖宗的智慧無以言表，「無相氣學」陳老師竟然可將其一一還原，更是無出其右。然「五行用藥」要有其功能性，首先需了解五行之意，「行」為動之後行為，因此沒有動即不成行，「行」方有轉動之動能，就以「五色」來解釋比較清晰易解，執青色於小腸上方，欲使木氣來補小腸，假如只做此一動作而止，小腸雖得木氣而脹，卻無宣洩之道，那麼久之謂之火，再久脹破矣，也就是中醫講「補過上火」，因此需於小腸下方執一黃色，引陽火之氣下行到陰土，如此運行方為五臟六腑調和，以達氣血平衡之治病效果。「沒有動即不成行」就是「陳銘堂」老師的五行概論最重要思維；這個思維使「五行用藥」能真實呈現於臨床運用，進而還原老祖宗智慧於現今之臨床醫學。總而言之，遠古中醫醫學至今仍有無上價值，學之用之，何怯即將到來的翻轉醫學。

辨證論治思維更新

中國漢族在思想上做事方法與其他民族有頗大差異，「道德經、孫子兵法、內家拳、太極拳」最具代表性，外國人稱這些是反向思考。智慧是經驗的累積，先人經過多少的經驗，方理出一套獨特的邏輯思維，運用在各領域。先談拳法，國人與洋人先天性體型差異，如以力打力而言吃虧為先，道家以柔克剛，內家拳太極拳以轉化之四兩撥千斤，如此之邏輯思維方可與體型高大者相抗衡。醫學上辨證論治亦是一大特色，診斷上西醫從尿液、血液、X光儀器、各類超音波儀器、電腦斷層、核磁共振等等，做綜合診斷疾病原因，有數據有影像，有真的假不了假的真不了的準確度。中醫以四診心法「望、聞、問、切」做「辨證」依據，沒數據沒實際影像，只有論述看似不科學，其實不然矣！西醫以病人病發處借助各種儀器尋找病因，然而病發處之病兆實為病果，因此治療後復發機率高，俗稱治標。中醫借「望、聞、問、切」從病果其物理效應反推，找出真正病因再加以醫治治本。

中醫「辨證」口訣「上病下治、下病上醫、左病右醫、右病左醫、上堵下瀉、下堵

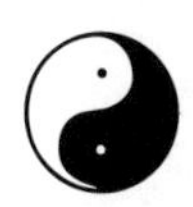

上吐、經轉臟、臟轉經」，這是中醫典型邏輯思維，「中風」腦血管破裂，身體動脈血管栓塞，動脈血液回堵於腦部，腦部微血管因而膨脹，嚴重導致破裂，西醫腦主動脈瘤放置線圈治標，中醫通身體血管治本。「失眠症」腦興奮難以入眠，西醫以安眠藥降低腦生理機能治之，中醫傷科認為頸椎或上胸椎移位，導致腦脊髓液回堵於腦的腦興奮，脊椎矯正治失眠治本。有一種頭脹頭暈，中醫「辨證」脾火旺；脾主意，意指頭，瀉脾火消頭脹頭暈，以上為「上病下治」案例。「下痢」除食物中毒外，胰火旺；胰尾膨脹下壓十二指腸導致下痢，瀉胰火下痢止，此為「下病上治」。「早洩頻尿」中醫「辨證」屬腎虧，「把脈」左腎右命門，命門指腎上腺，治腎上腺。以上兩例為「下病上醫」又符合「上堵下瀉」。「左病右醫」肝虛心火旺，右胸側撞以致氣往左胸擠，造成心火旺全身燥熱，手腳心發熱（燙），肝虛易疲勞，左鼻塞，病因在右胸，醫右胸治本。「右病左治」心虛肝火旺，左胸側撞以致氣往右胸擠，肝火旺容易長疔瘡，心虛手腳涼，右鼻塞，病因在左胸，治本在左胸。「下堵上吐」便秘或胃脹氣，氣往上頂，吐也，治便祕或胃脹氣止吐。如此之邏輯思維均符合物理原理，怎麼不科學？

而何謂「新的邏輯思維」？此與「無相氣學」創始人陳銘堂老師所悟出來的思維有關，還原人體氣的對應關係，甚至從胎兒在母親子宮時之姿勢相互對應器官部位，可找出氣之對應關聯性，例如：膝通鼻，鼻通山根，山根通心，延腦對應心。鼻樑的鼻塞是因小

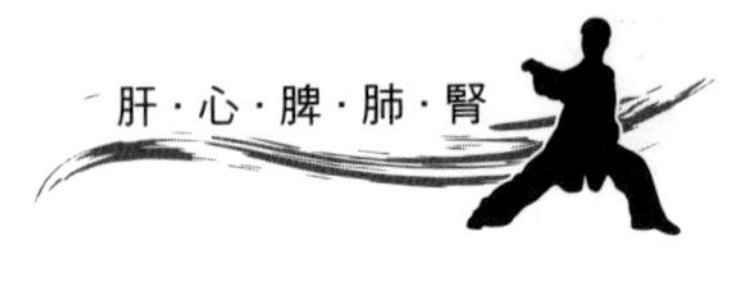

腿脛骨撞到而來的。鼻樑撞到心緊。鼻中膈彎曲為尾骶骨彎曲反射而來的（上病下治）。喉嚨對應薦椎，薦椎八孔擠壓喉嚨緊，嚴重聲音沙啞，大腸神經緊加薦椎擠壓喉嚨痛，喉癌一定有薦椎八孔擠壓情況（上病下治）。子宮屬土，所有腺體屬土。對一些不致命的疑難雜症提供珍貴的辨證價值。

「論治」中醫治病不以對抗或「以毒攻毒，以剋制剋」思維。「人之所以有病，氣旺洩之，氣虛補之，氣通則順，百病消之」。然而無風不起浪，氣旺氣虛又因從何來？人體臟腑機能正常運作，如何有病？飲食不當，偏食，中醫有句話「補過上火，瀉過反成虛」，單一食物過量，如偏食苦瓜過量，苦瓜氣入心，瀉肝火補胃，過量心火旺肝虛，症狀容易疲累，身體燥熱，肝衰厥。喜甜食，甘氣入胰，長期過多甜份，脾胰火旺心虛四肢冰涼，胰臟內功能互擠，胰臟澱粉酶無法代謝過量之甜份，內分泌胰島素虛，症狀糖尿病，脾火旺土剋水，腎虛全身腎水腫，嚴重連環虛影響眼睛，陰水生陽木，眼睛為膽之竅，所以糖尿病患者會有腎水腫，爾後影響眼睛視力，這再再顯示五行生剋論，有其「辨證」之實用性。「風邪」節氣之病，俗稱感冒，「風邪」會依臟腑其虛弱而入侵該臟腑，因此感冒分肝臟感冒，膽感冒，心臟感冒，小腸感冒，胰臟感冒，胃感冒，肺感冒，大腸感冒，腎臟感冒，膀胱感冒。眼睛紅腫治膽感冒（紅腫原因之一），舌頭潰瘍醫心臟感冒，感冒會誘發其他舊傷，最重要會反射至其竅，否則無外傷之突發性重聽，不治腎感冒重聽即成為不治之病。

「傷科」內傷所造成的氣淤，氣結，氣滯，氣逆，進而影響該臟腑功能運轉，演化成病。「傷科」於「辨證論治」極其重要，如將「傷科」當成正骨，脊椎矯正，國術館之跌打損傷一般看待，「辨證論治」上就會產生頗大落差，它也是一門很深的學問，往後有更多精闢論述。中醫「辨證論治」有如刑事辦案，無頭公案般如何抽絲剝繭，一層一層推理出真正病因，再上接下引疏通導氣治之，疾病連根拔除，快速痊癒。綜合靈學，陽宅，四診心法，傷科統合「辨證論治」。中醫現有之瓶頸是否有新的突破，讀者往下看會有新的體會，找回失落或被忽略的醫學文明，喚回耳目一新的中醫，這才是眾望所歸之期待。

中西醫有何不同處

診斷上「西醫」針對病發處，透過各種儀器檢查，深入再深入再以其生理化學反應，診斷出病因而治之。「中醫」以四診心法辨證，五行生剋，物理轉變成生理化學不對稱之臟腑病變，抽絲剝繭推理出病因而治之，兩者不同處，「西醫」以臟腑化學數據，採統計學方式以平均值為基準，過之或低為不正常值，不正常值即是疾病之病變數字。「中醫」以物理特性辨解疾病之由來，如同水利工程般原理。舉例；傷寒論第八篇辨厥陰脈症第一條「厥陰之所以為病，氣上撞心，飢不欲食，食則吐，疼痛不已，下痢」。此處「氣」指的是胰臟，胰火旺上撞心，胰臟前面為胃，胰膨脹頂胃導致胃脹氣，因此飢不欲食，而胃脹氣胃無食物，胃酸分泌過多侵蝕胃壁，引起潰瘍性胃痛，此為疼痛不已由來，胰臟在心臟右下方，胰膨脹氣撞（頂）心臟，心臟偏斜壓到胃噴門，又有胃脹氣，食則吐也，胰膨脹胰尾下壓十二指腸，氣不上往下走，下痢也。此段原文之辨證，以臟腑位置上撞前頂下壓，產生各種生理病變，此為典型之物理辨證。臟腑功能之運轉有如水道行走，下一個臟腑氣阻，上一個臟腑如同堰塞湖火旺呈現，而氣阻之臟腑卻成虛狀，五行生剋論，上為母

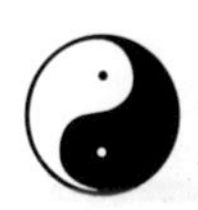

下為子，上為生下為瀉。何為剋？「火剋金」心在肺之下，心火旺上頂肺，肺受心氣擠壓肺泡換氣就受影響，輕則胸悶，重責換氣不足導致呼吸窘困，或缺氧性之暈眩。「木剋土」膽在胰臟右邊，膽火旺，首先反射其竅眼睛紅腫，膽氣左擠胰影響胰臟功能失調，胰臟內分泌體制細胞（平衡激素）錯亂，導致鈉鉀離子通透不順，眼睛癢，皮膚癢症狀呈現之。「土剋水」脾於腎之上方，脾火旺，脾壓腎，腎之容血量縮減，血液大多在組織細胞，血液水分因而滲透至細胞，細胞因而膨脹，腎水腫由此而來。「水剋火」膀胱火旺，膀胱膨脹頻尿，排尿多血液水分減少，心臟無足夠血，形成心臟縮小，心虛也。「金剋木」肺在肝膽之上，肺火旺，肺壓肝膽，肝被壓縮，肝脂肪被擠出，脂肪肝應應而生。由此可見「五行生剋論」並非意會之詞，而是有科學性之物理原理反應而來的。

用藥部分；西醫用藥以抑制，剋制，壓制思維制藥，藥物進入身體全身吸收，少部分到達所需之部位組織，其他部分藥物並非該組織所需要的，反而成為毒性此為副作用之傷害。中醫用藥準則；「君、臣、佐、使」，「使」即帶路方，其目的為主劑「君」開路，主劑之藥性可順利進入患處，「佐」看似主劑之加減，增加藥效或降低主劑之毒性，其實這是有學問的，舉例；陰木肝有大肝小肝兩部分，陰火心臟有左心房左心室右心房右心室，陰土有脾胰，陰金有左右兩肺，陰水有左右兩腎尚有兩邊之腎上腺。如脂肪肝「使」只將藥物開路入肝，並無分大肝小肝之分，然而脂肪肝卻發生在小肝，此時「佐」就要發

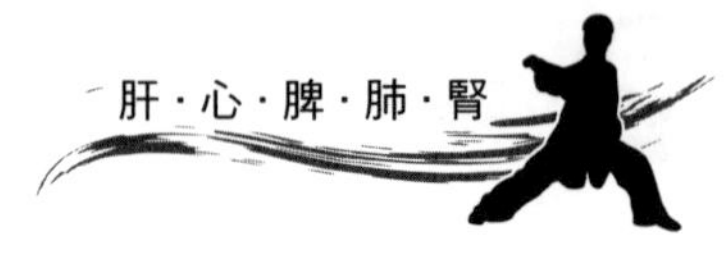

揮其功能，「佐」兼併「使」之功能將主劑帶往小肝，其他以此類推。再舉例讓讀者更清楚些，為何吃糙米可治糖尿病，精製白米卻不行，精製白米將其外層膜去除口感佳，此時的白米氣走胰行營衛之能，糙米保留米之外層膜，而這個外層膜氣走胰之內分泌胰島素，所以糙米對糖尿病有幫助，精製白米就無此功能，反而增加胰臟澱粉酶負擔。而西醫胰島素一定需用打針方有功用，化學組成的人工胰島素替代真正胰島素，無藥物可到達內分泌來改善。腎虛吃黑木耳，腎虧吃白木耳，白木耳藥性方能上達腎上腺。臺灣洗腎患者比率全球之冠，濫用藥物（抗生素、類固醇）為首要原因，大陸也有此趨勢，西醫無法使縮小的腎臟恢復膨脹達到正常，就拿食療法來講，黑木耳加膨大海也可以使已萎縮的腎臟再度膨脹起來。黑木耳加膨大海是沒有副作用的，除非過度長期食用，更可貴的是容易取得價格便宜。

由此可見「辨證」西醫以臟腑功能之化學數據做診斷依據，中醫以物理角度做辨證依據。化學數據即頭痛醫頭，腳痛醫腳。物理角度有分「內科與傷科」，「內科」臟腑之虛實，進而影響上下左右臟腑之虛實，五行生剋論就是物理連鎖反應，由物理反應演化成生理化學功能異常變化。「傷科」各種跌坐造成骨架變形，因而使臟腑異位之壓力不對稱之生理異常變化。所謂科學基本三要件「有理論、執行方法、結果」，三者一致即為科學。中醫均附和「理論、臨床、結果」之三要件，中醫絕對是科學的，重點是辨證論治思維不

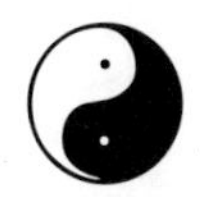

能西醫化，不只凸顯中西不同處，療效結果更有天壤之別，重拾民眾對中醫之信心，面對即將到來的翻轉醫學永不被淘汰，老祖宗的智慧遠古醫學需重視之。

醫病與治病的省思

當人有疾病發生時，一般是求助醫生治病，醫師開什麼藥就吃什麼藥，建議患者該注意哪些食物禁忌，或做一些運動來改善生理機能，或心理層面解惑，大部分患者均會遵從，進而獲得不少改善。然而多數慢性疾病只獲得暫緩，卻是日愈惡化，如再有感冒或是其他併發症復發，輕者進加護病房重症治療，重者無法重見天日。這些均困擾患者與醫者，患者疑惑我的病真的無法治好嗎？醫者想已用最先進的儀器檢查出病因，用最好的藥，非能力範圍無奈啊！所有醫者都有一顆善良的心，一心想把病治好，解除病患受疾病之苦，醫學深似海，對所有醫者均有非常大的進步空間，如何進步？先進儀器檢驗以及開刀手術針灸藥物等等屬於被動，治病思維方是主動，因此個人認為需先從思維談起，何謂醫病何謂治病？

以下舉幾個疾病來談醫病與治病不同思維醫治差異：

（一）**胃食道逆流**：症狀口酸、噁心、咽喉痛、火燒心、胸悶胸痛、聲音沙啞、喉部異物感。「討論空間」：西醫治療以制酸劑或胃藥雖能降低胃酸濃度，問題這會影響胃酸對食物分解能力，間接小腸吸收養分功能，而長期治療給于制酸劑或胃藥，這等於需要一輩子吃藥，手術時效短復發機率高。試想如果是肌肉鬆弛原因導致胃食道逆流，那麼胃橫紋肌也會鬆弛，導致胃蠕動不佳，食物分解慢的食慾不振，胃食道逆流卻無此症狀。此為醫病思維，醫病無法根除。「治病思維」由患者身體發出的氣，其呈現左胸側撞約在肋骨第五根位置，造成輕微心臟傾斜，心臟的氣來壓破胃賁門，導致胃賁門閉鎖不全的胃食道逆流，中醫術語稱心虛肝火旺，除了有上述症狀外，還有右鼻塞，容易長疔瘡癰。此為中醫傷科，調理將撞傷力道還原，心臟自然會回正，效果立現。此為根除治病，從小到大看他撞幾次，發作時調理即可，無需藥物或其他治療方法，簡便又快速療效，「醫病與治病」兩者差頗大。

（二）**糖尿病**：西醫稱呼；「第一型糖尿病」，胰島素依賴型糖尿病，真正病因目前尚不明確。「第二型非胰島素依賴型糖尿病」。「妊娠期糖尿病」；治療方法；一般以飲食控制，口服降血糖藥物或胰島素針劑。「討論空間」；一輩子吃降血糖藥，影響生活品質。用胰島素針劑患者雖得到暫時緩解，仍然日愈惡化，其併發症慢慢浮現，一輩子洗腎夢魘無法擺脫。此為典型「醫病」。「治病思維」；「第一型胰島素依賴型糖尿病」；此型患者其氣顯示，上額頭髮際處撞傷（有前撞與後撞兩種），前撞腦氣往後擠壓，腦脊髓液由鼻咽管出的鼻涕倒流，後撞腦脊髓液由鼻淚管內流的鼻涕，撞傷處一條前百會（前

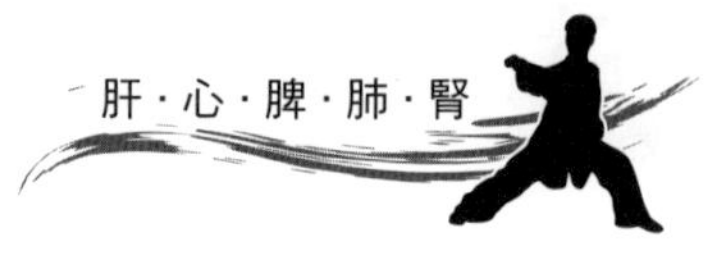

腦神經）雙手指緊，嚴重前撞成後五十肩，後撞呈現前五十肩，另外一條前百會（前腦神經）內拉胰臟緊的胰島素虛症，胰島素分泌不足，還有一條前百會（前腦神經）下拉雙腳內側緊的足底筋膜炎，百會後（後腦交叉神經）沿脊側往下拉到肛門，形成痔瘡（外痔），也有案例一條前百會（前腦神經）沿脊椎前的迷走神經下拉直腸的內痔。「第二型非胰島素依賴型糖尿病」：患者身上的氣顯示，因走路不順腳趾踢到人往前趴，胸口撞到，胸部反射其竅的鼻塞，先傷胃的虛症，內傷的氣剛好傷到胰臟胰島素虛，糖尿病也，也影響胰脂酶，胰脂酶連鎖造成三酸甘油酯分泌異常，此類患者胃虛有吃不飽的爆食或厭食症，看其反射的腦神經而定，爆食成肥胖體重過重，厭食症體重過輕，如三酸甘油酯分泌異常，就會造成血管栓塞血壓高症狀，以上兩種型糖尿病不同於西醫診斷思維，第一型不只有糖尿病，還有前後五十肩，足底筋膜炎，內外痔的真正病因。第二型糖尿病體重過重肥胖造成的後原因，而是胰臟被撞的內傷，造成胰島素功能不足的糖尿病，又胃虛造成爆食的肥胖，其因相反，由此可見一個撞傷會造成多種疾病。調理首先需將內傷排除，再調理所有影響的腦神經，引骨髓巨噬細胞通血管，嚴重還要調理到腎臟，也要做腎擴張降血壓腎水腫，這就是下病上醫，上病下治的中醫標準思維。同樣撞幾次病發時調理即可，根除治病。「妊娠期糖尿病」：女性懷孕胎兒逐漸長大，子宮慢慢撐大往四周擠，前擠膀胱就會頻尿現象。往後上擠到腎臟，初期腎尖受壓呈現腳水腫，中期擠到腎臟本體，全

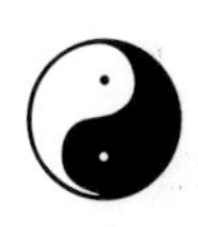

身浮腫。晚期再往上擠到胰臟，如果此時孕婦吃太多食物（貪食者），胰臟就會有雙重擠壓，胰臟功能受影響，壓力在胰島素時出現妊娠期糖尿病，胎兒會受母體血液影響的新生兒低血糖，有些會變成妊娠毒血症。壓力在生長激素時胎兒發育畸形、巨大兒。壓力再往上到橫膈膜時會造成反壓，往下壓到子宮，胎兒宮內窘迫、胎死宮內以及難產或者死產等機率。這些均需以物理現象思維做辨證，調理建議孕婦少量多餐，降低胃容量減少對胰臟子宮的壓力，更需做腎擴張減緩腎臟壓力，產後需調子宮收縮不全，使胰臟腎臟及早恢復正常運作。

（三）高血壓：血壓分兩種，收縮壓與舒張壓，分別為心臟跳動時心肌收縮與舒張時的測量值。病因有1.原發性高血壓，引起的原因並不清楚，可能與遺傳和環境有關。2.繼發性高血壓，然而不管哪種類型高血壓，幾乎吃一輩子降高血壓藥物。藥不離身就是醫病。「治病思維」心臟引起的高血壓，事實上還有低血壓問題，當左前下胸部有撞擊情況發生時，心臟橫紋肌會呈現鬆弛的心臟肥大症，影響縮收壓的低血壓，發作時會感覺心臟無力。如由左下背部撞到的，內傷的氣壓到心肌呈現緊繃，一般稱心肌梗塞，即是心肌僵硬，此時影響的是舒張壓，就會有高血壓症狀。調理此類型高血壓，將心臟內傷排除，患者當下即感覺呼吸順暢許多，眼睛明亮起來了。血管栓塞引起的高血壓，就是血管堵塞空間所小，壓力增高血流加速的高血壓，嚴重現在有新的醫學名詞眼睛中風、脊椎中風，腎

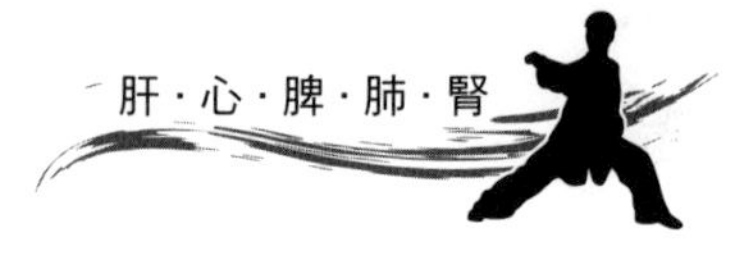

臟中風。這些患者動脈的氣會呈現有如香腸一節一節氣阻，調理引骨髓的巨噬細胞到動脈，也是一段一段的通動脈血管，而除全身動脈血管外，還包含頭皮層動脈血管、顱內動脈血管、腦表層動脈微血管，腦主動脈血管，兩耳內微細動脈血管，調理後患者馬上感覺，頭不脹了，眼睛比較亮，全身輕鬆多了。腎臟老化（萎縮）或被壓迫，如土剋水（脾壓腎），子宮肌瘤壓迫腎，藥物如類固醇等副作用傷到腎臟的高血壓，調理要連環補腎，再做腎擴張，都有立即性血壓降下來。然而高血壓往往都有多重原因綜合起來引起的，所以均還要做腎擴張調理，如此血壓方可立即性降下來。妊娠高血壓是子宮擠壓腎臟引起的，仍然做腎擴張降血壓。肥胖型高血壓是肌肉組織壓迫血管，造成血管縮窄的高血壓，做運動鍛鍊或減重可獲得改善。如此從病因調理方式「治病思維」。

（四）卵巢囊腫、子宮肌瘤，疝氣：「子宮肌瘤」有兩種一種為增生性肌瘤，會越長越大。第二種是子宮橫紋肌神經結緊，子宮緊縮成一團。「討論空間」西醫治療藥物治療昂貴又不一定有效，且副作用多傷身，患部切除手術，隔一段時間後肌瘤還會長。子宮全切除，肝臟胰胃小腸大腸均往下掉，造成不可逆的功能性障礙。醫病看似即刻解決疾病痛苦，然而造成其他後遺症卻無發收拾。「卵巢囊腫」：西醫觀點：分好幾種類型囊腫；功能性囊腫、出血性囊腫、漿液性上皮囊腫及黏液性上皮囊腫、畸胎瘤、卵巢癌等。治療：輕微者以持續觀察追蹤的消極治療法為主，如果繼續長大，再用積極性的治療開刀切

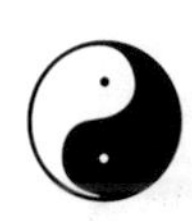

除，目前大都以顯微微創手術將患部卵巢全切除。「討論空間」如是部分切除過一段時間還會長，全切除有些轉成子宮肌瘤，醫病病因未除，復發或轉移無可避免。「疝氣」西醫治療：一般均以開刀手術做為治療為目的，將鬆弛肌肉缺口縫合，在於縫合處墊上一片網子再與腹壁肌肉縫合，如該疝氣大腸有壞死就需切除該組織。醫病病因未除，隔一段時間還會復發或轉移。「討論空間」；提重物、感冒的重咳嗽、嗆到的重咳嗽、大便的腹部用力，懷孕、肥胖是誘發造成「疝氣」的最後一根稻草，老化或先天性缺陷，為何是病發處才有腹壁變薄弱或鬆弛，照道理應該是整個腹部都會老化，又為何絕大部分「疝氣」發生於左下腹部，因此懷疑真正病因尚未得出。「治病思維」於此將卵巢囊腫、子宮肌瘤，疝氣歸在同一個提綱，是這三種疾病發生的病因大同小異，此類患者「望」其臀部均有骨盆歪斜，屁股一邊高一邊扁平現象，而骨盆歪斜主要來自左臀部或右臀部跌坐傷所造成，大腿扭傷（拐到）導致骨盆歪斜，骨盆歪斜影響下腔動脈供血失調，右臀部跌坐傷，右髂骨外凸，左側下腔動脈受拉扯空間變小，右側下腔動脈供血過多，右邊就會造成卵巢囊腫子宮肌瘤的機率，視其歪斜角度而成卵巢囊腫或子宮肌瘤。反之左臀部跌坐傷，左側下腔動脈供血過多，卵巢囊腫或子宮肌瘤發生於左邊，然而降結腸在左腹部，如有宿便情形，糞便淤積於降結腸進而增加其重量，長期將帶重的腹壁肌肉筋膜撐大造成肌肉鬆弛狀，當有咳嗽或用力大便時，腹腔壓力將小腸或降結腸擠出於該鬆弛肌肉，此為「疝氣」由來。

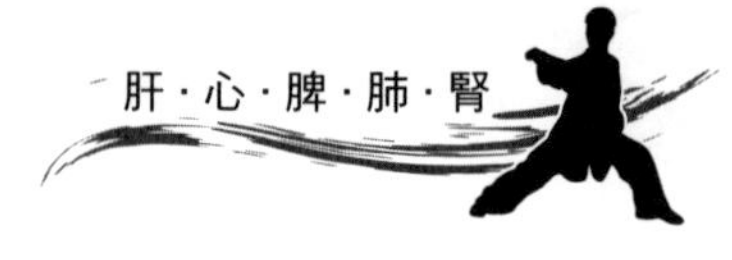

「治病思維」需先將骨盆回正，使左右兩側下腔動脈供血均衡，再將供血過多於卵巢囊腫或子宮肌瘤的動脈綁活結（用氣綁），使病發的卵巢囊腫或子宮肌瘤暫時缺少養分，進而恢復正常。疝氣同樣將骨盆回正，用「氣」把於缺口之腸組織推入腹腔內，再引筋縮穴的氣至缺口之鬆弛肌肉，使其肌肉恢復正常彈性不再有缺口，這些不同跌坐傷，還會有胸椎扭曲或脊椎側彎發生，以及所造成的臟腑問題，都需一併排除，如此治因復發微乎其微。

（五）腦瘤：到目前為止，中西醫均有不同論述，有一說醫界尚未明瞭腦瘤之致病因素，也有說發生原因分為原發性及繼發性兩種。原發性腦瘤是指單純在腦部形成的異常細胞，而異常細胞發生的不同位置再細分出許多種類，而繼發性腦瘤則是由其他器官的惡性腫瘤轉移到腦部。如果發現腦部腫瘤，一般只有透過手術將腫瘤組織切除。簡單明瞭，典型醫病思維。「討論空間」腦部開刀手術屬重大醫療開刀手術，技術門檻很高，後遺症不少，只有極少數高明腦外科醫師能開此種刀，然而其復發率高又時間短，重點腦部為何會有異常細胞發生，這也說明醫界尚未明瞭腦瘤之致病因素是真實論述。「治病思維」要談治病首先需找出其病因，腦部養分主要來自左右兩條總頸動脈，兩條總頸動脈下為升主動脈，當頸椎有扭曲時，頸部肌肉血管隨之扭曲或拉扯，頸椎往右扭左側頸部肌肉往右拉扯，左頸總動脈受壓迫而扁，供血變少，右側頸部肌肉呈現鬆垮，右頸總動脈因左總頸動脈扁的因素，供血壓力反而在右頸總動脈，右頸總動脈就會提供過多養分於右腦，右腦獲

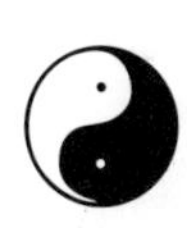

得更多養分形成異常增生，此為右側腦瘤發生原因，而右側腦瘤大小與部位，取決於頸椎扭曲角度大小與右腦微細動脈栓塞程度來呈現，頸椎往左扭曲則反之。另一個原因發生在升主動脈，升主動脈位置在胸椎前面，如果胸椎有扭曲發生時，升主動脈及受牽連著扭曲，同理胸椎扭右邊，升主動脈相同方向跟著扭，右腦就會得到更多的養分而生成腦瘤，胸椎扭左邊則腦瘤發生於左腦。原因既找出調理就簡單，因在頸椎將頸追回正，因在胸椎將胸椎矯正，再用氣將腦瘤下維繫動脈綁活結，患部暫時得不到養分而萎縮，此時兩側動脈供血均衡，患部腦壓馬上恢復正常，除非頸椎或胸椎再次受傷而扭曲，復發率幾乎為零。而繼發性腦瘤由其他器官的惡性腫瘤轉移到腦部，這是跟時間比賽跑，惡性腫瘤細胞增生之快，是無法控制的。惡性腫瘤氣的顯像與細菌或病毒感染雷同，把脈脈象洪有毛毛感，氣測是劃不下去，發炎的氣脹熱可以劃過，惡性腫瘤氣呈現不規則的氣脹熱。調理每天需做四五次以上的殺菌調理，惡性腫瘤細胞突變元神不認它，視它為外來物，所以用殺菌調理，因為已轉移就必需借重脾臟白髓來增強殺菌效果，發作患部木臟與受轉移臟腑都要做，盡力而為就是了。

由上述幾種案例分析得知，「醫病思維」是從患部組織細胞變化找病因，直接在患部醫治，然而三高等慢性疾病幾乎一輩子吃藥，洗腎也是洗一輩子，無生活品質可言，間接影響全家人生活負擔，只是稍微減緩惡化速度而已，但另一方面副作用又造成多種併發疾

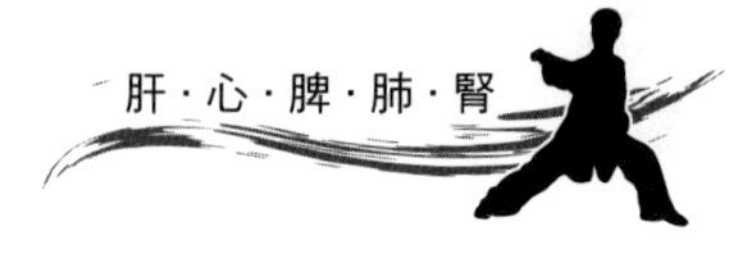

病發生，腫瘤割了又生，汗腺割除又變成全身代償性出汗，膽囊切除後症候群，也得吃一輩子的藥，子宮割除後遺症，下腹部疼痛，房事疼痛，大小便異常嚴重尿失禁，腰酸背痛等不可逆症狀。「治病思維」是從患部（病果）以物理角度往回找真正至病源頭，在從源頭連根拔除，極度降低後遺症以及復發機率，因此中醫要從被邊緣化翻身，中流砥柱「治病思維」扮演非常重要腳色，醫病治果，治病拔根，醫病看似快速解決病痛，留下後遺症往往由中醫擦屁股善後，屁股擦不好又被怪罪中醫不行，所以中醫不能以西醫思維治病，回歸老祖宗留下的正確「治病思維」，提升中醫全方位技術，小方向而言，救一個患者等於救他全家人，其意義是非常重大的。大方向造福廣大社會群眾，更是在醫好行德，內心的滿足感無以言表，省思！省思！

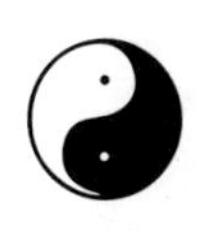

再談辨證論治新思維

中醫醫學經典從「黃帝內經」，「金匱」，「中臟經」等，「傷寒論」以六經辨證與辨證論治。「河間學派」以外感六氣所治火熱病機。「易水學派」偏重於臟腑病機之研究，另外對於內傷諸病的病機理論諸多論述。「張元素」提出五臟六腑虛實寒熱不同證型的臨床表象以及治療方法。「李杲之」脾胃論。「攻邪學派」主張病皆邪氣所致，治療即以驅邪為主。「丹溪學派」以專研內傷火熱為主，對陰虛火旺諸般病證的病機有諸多探討。「溫補學派」諸家除了重視腎之水火也重視脾胃。「溫病學派」提出瘟疫病機和溫病學說，創立衛氣營血與三焦辨證諸說。以上經典以及各派醫學家，就易水學派與丹溪學派論及內傷的病機理論，其他經典均著重內科之論述。

臺灣「無相氣學」注重傷科機轉進而轉變的五臟六腑虛實寒熱，其特點在醫者可由患者身上發出的氣，做出辨證依據。一般中醫師把脈由吋、關、尺脈象，加上望、聞、問綜合辨證，俗稱四診心法辨證。再參照經典學說大都以傷寒論為依據，然後下結論其虛實寒熱來自哪個臟腑再以湯頭加減治之。「無相氣學」從患部的氣即知該臟腑之虛實寒熱，重

點需了解虛之由來?何因生火?又虛之延伸,火之延燒,這些不需意會或揣測,患者氣會說話,因此增加辨證之準確率以及快速療效之目的。簡單講人體五臟六腑不會無緣無故生成虛實寒熱現象,事出必有因,「無相氣學」辨證即快速找出病因,還原疾病發生之前因後果,再從因排除到後果根除,如此一套完整的辨證論治取得學術以及臨床價值。

◆舉例(一):症狀:左鼻塞,胸悶,心臟感覺無力感,手汗腳汗,月事時經量多,疼痛異常。氣之顯像,患者左前下胸氣虛,左下背部氣脹,此為內傷力線,左前下胸被撞,氣由左前下胸進從下背後出,位置於左心室,左心室心肌呈現鬆弛的心臟肥大,本臟氣往後跑成虛症,心臟無力感由來,內傷力道跑到心後的脾臟,脾臟承接其氣造成脾脹之火旺,而脾脹反壓左心室致使動脈血加速流動,汗為血之餘,汗從手勞宮穴腳底湧泉穴出,此為手汗腳汗原因,中醫稱「心虛脾火旺」,又脾火旺紅髓亦旺,脾臟紅髓也反射到子宮,子宮內膜增厚,月經量就會變多,子宮內膜厚不易脫離更新,子宮需用更大力量絞動使子宮內膜脫離,這是月經疼痛原因之一。而鼻翼為胸之竅,左胸反射其竅左鼻翼的鼻塞,此症為典型的心虛脾火旺。「無相氣學」與其他學派不同的是,內傷需區別是自己撞到的或是他撞的,再細分是單純走路左腳趾或右腳趾踢到人往前趴,左前下胸撞到,或是跑步時左腳趾或右腳趾踢到,人往前撲倒,兩者撞擊力道不同,調理力道也

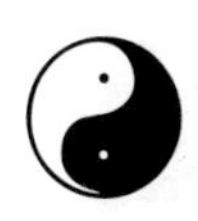

不同，他撞需分撞擊角度以及力道大小，自撞力道往後調包括踢到的腳趾，他撞的內傷力道往前排除，如此從辨證論治即是連根拔除不留病母。

◆**舉例（二）：症狀：左鼻塞，左胸悶，燥熱，手汗腳汗，下腹部痠痛，白帶多。**氣之現象，患者左前下胸氣脹，左下背部氣虛，此有內傷氣的力線呈現，氣由左背後進由左前下胸出，位置在脾下方，脾被撞脾氣往前跑形成脾虛，神經下拉做下腹部的痠疼，影響子宮虛寒的白帶，如果有月事來經血少，而子宮虛症子宮內膜稀薄，就會形成受精卵著床不牢靠的容易流產，嚴重成不易著床的不孕症，男性則是造成陽具充血不足的舉而不堅；脾本臟虛如傷到紅髓，就會影響血紅素製造，形成貧血性頭暈，值得一提的是脾臟上一點撞到，此情況不會影響子宮，而是反射到腦的腦氣虛，甚至影響到松果體的氣脹，造成自律神經失調問題；又被撞脾的氣往前跑，內傷的氣跑到左心室，左心室心肌膨脹性的心臟肥大，氣衝左心室形成心火旺，全身燥熱，手汗腳汗，這個手汗腳汗卻是「脾虛心火旺」形成的，與心虛脾火旺雖是類似症狀，一虛一實，原因卻不同。

◆**舉例（三）：症狀：鼻子過敏癢打噴嚏，頭脹暈眩，鼻塞流鼻水。**氣之顯像，鼻頭氣虛，氣往後走鼻頭後腦脹，病機（理）分析，此氣呈現鼻頭撞傷，鼻翼腫脹鼻淚管張大形成鼻塞流鼻水，鼻頭為脾胰之竅，因此反射到脾，又脾主意（頭），再從脾反射到腦

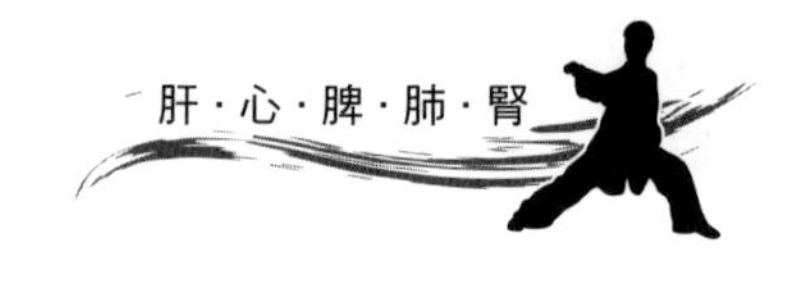

的頭脹暈眩，脾胰本一家，脾脹胰跟著脹，胰臟影像平衡激素，造成平衡激素失調的鼻子癢打噴嚏，然而內傷的氣停留在延腦，形成延腦脹的潛在疾病。

◆**舉例（四）：症狀：鼻竇炎，鼻頭腫脹癢打噴嚏，鼻塞流鼻水，頭脹暈眩。**氣之顯像，鼻頭氣脹，延腦氣虛，氣由後往前走鼻頭氣脹，病機（理）分析，此氣呈現延腦後腦撞傷，鼻竇腫脹鼻淚管張大形成鼻塞流鼻水，鼻腔腫脹的呼吸困難，鼻頭為脾胰之竅，因此反射到脾，又脾主意（頭），再從脾反射到腦的頭脹暈眩，反射到胰臟影像平衡激素，造成平衡激素失調的鼻子癢打噴嚏，但後腦承受直接撞傷，延腦氣往鼻頭走，造成延腦虛症，延腦前上有松果體，前上靠左一點有海馬迴，延腦虛久而久之就會影響這兩個腺體，而阿茲海默症的患者，均發現延腦很緊。相同鼻子過敏，鼻塞流鼻水，頭脹暈眩症狀，前為鼻頭撞傷後為後腦撞到的，症狀類似病因卻是不同。

◆**舉例（五）：症狀：右鼻塞，右胸悶，容易疲累，眼睛矇矇感看不清楚事務，雙眼流眼水（眼油），痠澀感，畏光。**氣之顯像，右前下胸氣虛，右下背部氣脹，病機（理）分析，氣由右前胸往後走，鼻翼（風門穴）為肺之竅，肺傷反射其竅形成鼻塞，肺傷肺泡彈性不足導致換氣不佳的胸悶，肝膽氣由前往後走形成肝膽虛症，肝虛容易疲累，膽虛反射其竅眼睛的虛症，此症為較嚴重撞傷，造成雙眼流眼水（眼油），痠澀感，輕者兩

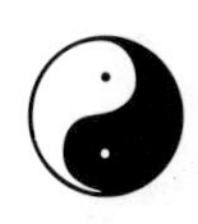

眼黑圓圈圈外紅韻，重者畏光，燈光照射會出現青色，稱青光眼，臟色不入也。

◆**舉例（六）：症狀：右鼻塞，右胸悶，兩眼腫脹有血絲，局部長疔瘡。**氣之顯像，右前胸氣脹，右背部氣虛，病機（理）分析，氣由右背往前胸走，鼻翼（風門穴）為肺之竅，肺脹反射其竅形成鼻塞，肺脹肺泡彈性過度膨脹導致換氣不佳的胸悶，肝膽氣由後往前走形成肝膽火旺，肝火旺容易長疔瘡癰，該患者局部長疔瘡，膽火旺反射到兩眼的雙眼腫脹爆血絲，亦稱虹彩眼。此為實症，青光眼為虛症。

就以上述案例明確了解，虛之由來，虛之延伸，何因生火，火之延燒。論治「無相氣學」首先需將造成內傷原因排除，也就是從發生內傷的力道跌撞角度，還原至未受傷時之正確姿勢，再以氣導氣將其火導致下一個臟腑（本臟之子）做瀉，如果火甚旺即作連瀉之導氣，虛症引上一個臟腑（本臟之母）之氣來補，虛過可連補之，亦可用五色（色紙）當要來使用，五色因長期放置，中醫講補過上火，瀉過反成虛，因此補的部分需小瀉，瀉的部分就要小補，本人最常用的是潰瘍性胃痛，目前尚無遺憾之案例。「無相氣學」以氣測氣作辨證，以氣導氣作補瀉，以氣接氣做傷口縫合以及骨折或粉碎性骨折調理，五音做調理（大都以河洛話為主），五色調理，五位（方位）調理，五味調理，可說是顛覆幾千年來的辨證論治，用「氣」辨證，辨證範圍更廣泛，如同直接切診辨證提高準確率，症狀物理原理清晰明確，如此「對症下藥，一服見效不難矣」這種不同於中醫傳統辨證論治新思維，從初始發生原因起，再尋延伸的各種併發症，全部連根拔除，方是真正辨證論治新思維。

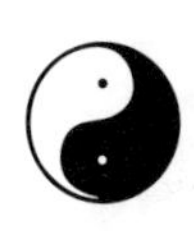

經絡病與節氣病

一般聽到經絡病均會認為是「傷寒論」所提六經辨證之病，各門派各有不同解釋；然而醫學深似海，眾多的疑難雜症，奇奇怪怪的疾病，令醫者百思不得其解，尤其是「經絡病與節氣病」，常有患者稱他的病就是每天固定時間固定地方發作，還有固定季節固定部位發作，固定時辰發作之疾病稱為「經絡病」。固定季節發作之疾病稱之為「季節病」。由於患者就醫時間非發作期，因此很難辨證出其病因而加以準確醫治，不少中醫師即以「子午流注以及二十四節氣」來做為辨證參考，然而卻發現有時與其脈象有頗大出入，因此而懷疑其辨證價值性，我們就此進一步來探討其真正意涵。

「經絡病」為固定時辰發作固定之病症。而子午流注是以經絡時辰走向歸類臟腑屬性，故而稱「經絡病」，一般常見子子午流注表列如下：

子時23:00-1:00足少陽膽經臟腑膽。丑時1:00-3:00足厥陰干經臟腑肝。寅時3:00-5:00手太陰肺經臟腑肺。卯時5:00-7:00手陽明大腸經臟腑大腸。辰時7:00-9:00足陽明胃經臟腑胃。巳時9:00-11:00足太陰脾經臟腑脾。午時11:00-13:00手少陰心經臟腑心。未時13:00-15:00手太

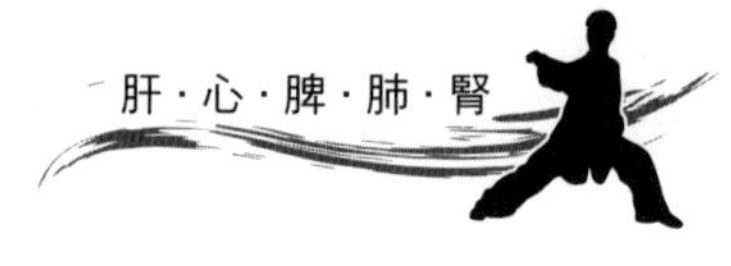

陽小腸經臟腑小腸。申時15:00-17:00足太陽膀胱經臟腑膀胱。酉時17:00-19:00足少陰腎經臟腑腎。戌時19:00-21:00手厥陰心包經臟腑心包。亥時21:00-23:00手少陽三焦經臟腑三焦。

這裡面有一點矛盾，時辰為地支，而天干地支五行與上述表格內容有不同點，子時天干為壬屬陽水氣走膀胱，丑時天干為己屬陰土氣走脾，寅時天干為甲屬陽木氣走膽，卯時天干為乙屬陰木氣走肝，辰時天干為戊屬陽土氣走胃，巳時天干為丁屬陰火氣走心，午時為丙屬陽火氣走小腸，未時天干為己屬陰土氣走胰，申時天干為庚屬陽金氣走大腸，酉時天干屬辛屬陰金氣走肺，戌時天干為戊屬陽土氣走胃，亥時天干為癸屬陰水氣走腎。到底是以經絡名稱臟腑為準或是天干五行為準呢？先用最短的手厥陰心包經來看，天池穴為頭顱與腦之間的腦脊髓液存在處，天泉穴為腦分泌腦脊髓液之腦細胞，兩者與心包無關。最長的足少陽膽經，陽白穴指的是大腸，浮白穴為大腸升結腸，聽會穴是上頜骨與下頜骨交會處，五樞穴為可動關節，這些穴道與膽無關聯性。足太陽膀胱經，睛明穴為瞳仁，攢竹穴為骨髓，風門穴為鼻翼，肺、厥陰、心、督、膈、肝、膽、脾、胃、三焦、腎、氣海、大腸、關元、小腸，中膂等俞穴，以上等等穴道也與膀胱無關聯性。由此可見十二條經絡真正臟腑歸屬尚有討論空間。以下為無相氣學加註以天干地支列表的子午流注。

子時23:00-1:00足少陽膽經臟腑膽地支性屬陽水。丑時1:00-3:00足厥陰干經臟腑肝地支性屬陰土。寅時3:00-5:00手太陰肺經臟腑肺地支性屬陽木。卯時5:00-7:00手陽明大腸經臟腑

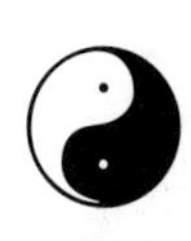

大腸地支性屬陰木。辰時7:00-9:00足陽明胃經臟腑胃地支性屬土陽中之陽。巳時9:00-11:00足太陰脾經臟腑脾地支性屬陰火。午時11:00-13:00手少陰心經臟腑心地支性屬陽火。未時13:00-15:00手太陽小腸經臟腑小腸地支性屬陰土。申時15:00-17:00足太陽膀胱經臟腑膀胱地支性屬陽金。酉時17:00-19:00足少陰腎經臟腑腎地支性屬陰金。戌時19:00-21:00手厥陰心包經臟腑心包地支性屬陽土。亥時21:00-23:00手少陽三焦經臟腑三焦地支性屬陰水。

「經絡病」辨證意義：當患者表明其症狀發作於固定時辰時，疾病案發時間，由其發作時辰找出其屬性臟腑，再由該臟腑探討疾病由來，臟腑之虛實為其表象，真正病因是需了解虛從何來?實從何來?如果不了解虛實之由來，只能算治表非根治，一時之緩解而已，下次時辰一到仍然會發作，中醫辨證有如辦刑事無頭公案，需抽絲剝繭一層一層，將謎底解開，此時即有立竿見影之成效，亦能根除其疾病。

「節氣病」老祖宗將一年分二十四節氣，標明氣候變化之常規次序，食衣住行耕種人們可以依其次序進而規劃之，然而節氣也跟我們身體有相關聯，內經第一章第二節「四氣調神論」：「春三月，此謂發陳。天地俱生，萬物以榮。夜臥早起，廣步於庭。被發緩形，以使志生。生而勿殺，予而勿奪，賞而勿罰。此春氣之應，養身之道也。逆之則傷肝。夏為寒變，奉長者少。夏三月，此為蕃秀，天地氣交，萬物華實。夜臥早起，毋厭於日，使志無怒，使華英成秀，使氣得泄，若所愛在外，此夏氣之應，養長之道也。逆之則傷心，秋為痎瘧，奉收者少，冬至重病。秋三月，此謂容平。天氣以急，地氣以明。早臥早起，與雞俱興。使志安寧，以緩秋刑。收斂神氣，使秋氣平，無外其志，使肺氣清，此秋氣之應養牧之道也。逆之則傷肺，冬為飧泄，奉藏者少。冬三月，此謂閉藏，水冰地坼，無擾乎陽。早臥晚起，必待日光。使志若伏若匿，若有私意，若已有得，去寒就溫，無泄皮膚使氣亟奪。此冬氣之應養藏之道也。逆之則傷腎，春為痿厥，奉生者少」。這些陳述季節影響人體生理心理層面以及因應之道。初春氣走陽木膽，如膽有舊疾，此時膽的症狀就會顯現出來。中春後氣從表走裡陰木肝，肝的問題呈現於表。初夏氣走陽火小腸，小腸舊疾復發，中夏後氣入裡陰火心臟，心病出於表。長夏初氣走陽土胃，胃疾發作，長夏中期後氣進陰土脾胰，脾胰舊疾復發。初秋氣到陽金大腸，大腸問題發作。中秋後氣走陰金肺，肺病因應而出。初冬氣走陽水膀胱，膀胱顯於表，中冬氣入裡陰水腎，腎臟疾病復發。然而陰陽論，有陰就有陽，肝實心虛或小腸虛，肝虛心火旺或腎火。心虛肝火旺或脾火旺，心火脾虛。胰火小腸虛，胰虛小腸火。肺虛膀胱火，肺實膀胱虛。腎火膽虛，腎虛大腸火。所謂季節病，即季節氣走到肝時，肝氣滯留成火，其子小腸卻得不到養分形成虛症。如氣由右往左走，氣到心就成心火旺，氣從前往後走，氣到背往下走形成腎火。心滯氣成火而擠壓脾，此為心火脾虛症，如心氣由左往右走，就成心虛肝火旺，氣由前往後走，即心虛脾火旺。胰火氣壓小腸，此為胰火小腸虛，一般還會有表症胃脹氣，胰虛

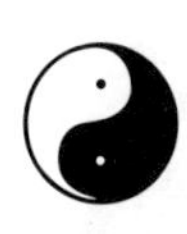

其母小腸的氣下不到胰，形成胰虛小腸火。同理肺虛子膀胱火旺，肺火氣滯膀胱得不到肺滋養而虛。腎火氣滯於腎，其子膽無養分成虛症，腎虛其母大腸火旺腎反而無養分。又臟腑之氣會沿督脈（自主神經）或任脈（迷走神經），反射到百會（腦部），進而造成心理變化，例如肝火旺憂鬱，肝虛悶悶不樂，脾火旺燥鬱，脾虛焦慮。簡單講由季節誘發的疾病，即為「季節病」。

「節氣病」是將季節再細分二十四節氣，每個節氣其氣走到什麼穴位，對身體會造成何種影響，此為「無相氣學」陳老師由氣悟出來的，「立春」氣走太衝穴（主動脈弓），「雨水」氣走到曲泉穴（腎靜脈），「驚蟄」氣走急脈穴與陰廉穴中間（下腔靜脈），「春分」氣走中注穴（主動脈），「清明」氣走乳中穴（脾胰），「穀雨」氣走百會穴（脾臟），「立夏」氣走印堂穴（松果體），「小滿」氣走四白穴（兩眼白部位與兩肺），「芒種」氣走心俞穴（元神入心之道），「夏至」氣走至陽穴（氣灌全身），「小暑」氣走胃倉穴（胃上半部），「大暑」氣走京門穴（枕骨大孔），「立秋」氣走陰交穴（腎上腺），「處暑」氣走四滿（兩肺與兩腎），「白露」氣走水道穴（輸尿管），「秋分」氣走歸來穴（形容詞回到原處），「寒露」氣走足五里穴（髖關節），「霜降」氣走環跳穴（氣管），「立冬」氣走膝陽關穴（膝關節腹側韌帶），「小雪」氣走足三里穴（膝關節），「大雪」氣走條口（形容詞任何肌腱處），「冬至」氣走至陰穴（十二指

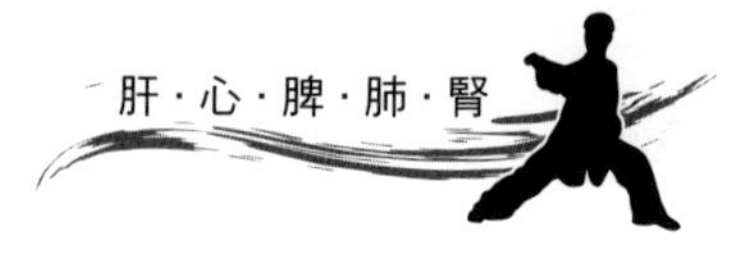

腸），「小寒」氣走湧泉穴（左心房），「大寒」氣走大都穴（脾胰交會處）。小註：上述穴道對應組織器官為本人用氣測出的。

「節氣病」意義：「立春」氣走太衝穴（主動脈弓），二月天氣寒冷，風為正北風，五位北屬水，正北風氣下行腎臟受影響，腦部氣虛（缺氧），太衝穴在腳踝，此時需廣步於庭，被髮緩形，使氣可上行，腦部就不會缺氧，再者如腎有虛症（萎縮），其氣反向上走，形成肺脹頭脹，此情形仍然廣步於庭，被髮緩形，使氣下行，簡單講「立春」用雙腳走路運動（散步），調節節氣帶來氣血循環問題。「雨水」氣走到曲泉穴（腎靜脈），節氣仍然在腎，曲泉穴在膝關節內側，天冷如長期屈膝而坐，曲泉穴不張，腎靜脈血回流受阻，腎臟過濾血液少，尿酸淤積於關節處，痛風應映而生。還是用廣步於庭，被髮緩形，來改善節氣帶來的影響。「驚蟄」氣走急脈穴與陰廉穴中間（上腔靜脈），位置於鼠蹊股溝，如長期屈膝而坐，上腔靜脈受堵頭脹下肢虛，廣步於庭，被髮緩形，使氣血通順，避節氣之害。「春分」氣走中注穴（主動脈），位置在任脈肚臍下，如彎腰駝背坐姿，長期壓迫中注穴，氣往上衝，腦中風機率高，還是要用廣步於庭，被髮緩形，來讓主動脈氣血順暢。「清明」氣走乳中穴（乳頭屬土，氣走脾胰），彎腰駝背，乳中穴不彰，脾胰胃虛，廣步（抬頭挺胸）於庭，被髮緩形，緩節氣之影響。「此春氣之應，養身之道也。逆之則傷肝。夏為寒變，奉長者少。」春寒人習慣將身體縮起來，以保體溫不外洩，老祖宗

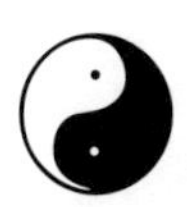

了解此動作反而負面會影響身體健康，因此教後人要廣步於庭，被髮緩形，來化解季節天氣之害。無相氣學將節氣反射至穴道器官組織，以此詮釋內經「四氣調神論」論述，使我們後人更清楚明白內經是有其根據以及醫學上之價值。（註解）逆之則傷肝。夏為寒變，奉長者少；春氣看似在肝，節氣之氣仍在腎與血管，逆之則肝虛，到了夏天肝氣下不到心，身體變虛寒，春生，夏長，秋收，冬藏，尤其對青少年成長就會有影響，奉長者少也。

「穀雨」氣走百會穴（脾臟），位置在頭頂心。春末夏初，熱氣流上升，人體氣往上衝至頭，氣走百會穴（脾臟），而脾主意，此時天雨就會影響情緒，因而需毋厭於日，使志無怒，解節氣帶來之不安心情。「立夏」氣走印堂穴（松果體），位置在兩眉中間為靠左（眉心），松果體道家稱天眼，人的第三隻眼，西醫稱腦腺體，會影響自律神經問題；中醫「五神」脾主意，松果體虛脾脹，脾壓腎，土剋水，骨頭為腎之體，因此會有移動性骨頭痠痛，這不就是自律神經失調症狀，中西醫論點相俯。此時需毋厭於日，使志無怒，（註解）夏熱氣躁，因此不要整日抱怨，使心情平靜下來不發怒。解節氣帶來的心理影響。「小滿」氣走四白穴（兩眼白部位與兩肺），位置在眼睛承泣穴下，兩眼脹雙肺脹，如再有發脾氣，諺語怒目相斥，兩眼凸胸脹呼吸困難，這如何不用毋厭於日，使志無怒來化解。「芒種」氣走心俞穴（元神入心之道），位置於肩胛骨內側，氣入心，心脹，「五神」心藏神，天氣熱火氣大，當然也會影響人的思維，內經還是教毋厭於日，使志無怒來化解。「夏至」氣走至陽穴（氣灌全身），位置在督脈胸椎第六七椎中間，全身燥熱煩躁隨之而生，「毋厭於日，使志無怒」使心情平靜下來，以免無事生端。「小暑」氣走胃倉穴（胃上半部），位置在膀胱經背後下肋骨，容易發生胃脹氣食慾不振情況，胃脹氣，胰在胃之後，胰受壓，脾胰本一家，脾臟也會感受壓力，情緒也受影響，只是沒有前面幾個節氣來得嚴重，「毋厭於日，使志無怒」仍是良方。「大暑」氣走京門穴（枕骨大孔），位置在膽經背後上腰外側，枕骨大孔氣脹，枕骨大孔變小壓迫頸椎往腦的血管與神經，包括腦脊髓液等之通行，頸動脈有心臟幫浦往上送，但腦靜脈血就受影響，腦脊髓液也會受影響，形成頭脹眼壓高情形，當然會影響人的情緒思維，「毋厭於日，使志無怒，使華英成秀，使氣得泄，若所愛在外」，不要整日抱怨，使心情平靜下來不發怒，讓自己的思路清晰，有如光明秀朗狀態，上升之氣得以下行而宣洩，有如樂觀愛在外情境。「此夏氣之應，養長之道也。逆之則傷心，秋為痎瘧，奉收者少，冬至重病。」以此為應應夏氣之道，也是身心靈之成長，逆之土反盛於火而傷心，土「五氣」為濕，土火旺，秋來時就會受痰多咳嗽之害。

「立秋」氣走陰交穴（腎上腺），位置於肚臍（神闕穴）下，天氣轉涼屬不冷不熱，此謂「榮平」。氣走腎上腺而旺，「五神」驚在腎，精神興奮（頭脹），但季節初秋氣到

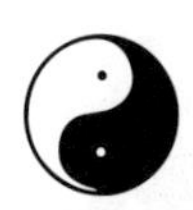

陽金大腸，陰交穴脹大腸跟著脹，又陽金生陰水，腎上腺旺精神興奮，容易惹事生非。「內經」教我們「使志安寧，以緩秋刑，使秋氣平」，讓神智安詳，來緩和秋氣之害。

「處暑」氣走四滿（兩肺與兩腎），位置於腎經下腹部，季節氣在大腸，節氣在兩肺與兩腎，所謂四滿就是兩肺與兩腎均脹滿，還包括季節大腸氣脹，長夏屬土，土性居中發四方，秋屬金，金性內聚，氣往體內走，因此肺大腸腎均脹，肺脹肺泡過度膨脹導致換氣不佳的缺氧，大腸火旺容易便秘，腎火旺氣往上衝，腦興奮之淺眠，水剋火，腎上頂心的心跳不正常。「使志安寧，以緩秋刑，使秋氣平」，「五神」脾主意（志），使志安寧，即讓脾的氣不要那麼快下到大腸，陰土生陽金，以緩和秋氣之害，使秋氣平順。「白露」氣走水道穴（輸尿管），位置在胃經四滿穴旁下，季節氣仍在大腸，節氣使輸尿管脹氣，兩者一脹，尿排不出來的少尿，尿液回堵於腎，就有腎水腫，尿毒症之風險，輸尿管脹反射到內耳半規管的耳鳴，還是要讓脾的氣不要那麼快下到大腸，陰土生陽金，以緩和秋氣之害，使秋氣平順。「秋分」氣走歸來穴（形容詞回到原處），位置在恥骨上兩旁，影響髂動脈，歸來穴氣脹壓迫髂動脈，動脈血下不到下肢，雙腿無力感，動脈血下不去回衝心臟，影響心臟收縮的無力感。「使志安寧，以緩秋刑，收斂神氣，使秋氣平」，「五神」心藏神，脾主意，此時需用到心，火生土，土生金，收斂神氣（心），使志安寧等於抑制火以及土的氣，慢慢下到大腸，以緩秋害。心收斂，肺順自然肺氣清平。「寒露」氣走足五里穴（髖關節），位置在足厥陰肝經鼠蹊下，節氣使髖關節氣脹，氣受阻無法下行到腳，下肢虛無力感，膝通心，火氣仍然會傳輸到心臟，此時季節氣在兩肺，形成兩肺夾心，又心火旺，火剋金，還得用到心，火生土，土生金，收斂神氣（心），使志安寧等於抑制「火」以及「土」的氣，慢慢下到大腸，以緩秋害。心收斂，肺順自然肺氣清平。「霜降」氣走環跳穴（氣管），位置在臀部大轉子外側，當氣走到氣管支氣管時，氣脹組織膨脹氣管道變狹小，肺的進氣量少而不足，收斂神氣（心），肺得到更大空間，使志安寧等於抑制「火」以及「土」的氣，慢慢下到大腸，以緩秋害。心收斂，肺順自然肺氣清平。此情境有如禪坐，使心志安寧平靜，心緩則上胸部空間加大，氣管支氣管自然受惠，深呼吸肺氣清，氣又可下行而不脹。「此乃秋氣之應，養牧之道也。逆之則傷肺，冬為飧泄，奉藏者少。」秋天的氣前半段走大腸，後半段走在肺，一下一上中間心脾（中州），如果心脾無法協調這兩股氣，那麼前半段氣阻，大腸氣往上衝，傷肺不在話下，氣衝腦中風機率就高；後半段氣阻無法下行，上堵下瀉，此為冬為飧泄由來，再說既有泄何來藏。「內經」以收斂神氣（心），此為藏之意。使志安寧提示，就是將火（心）導入土（脾胰）中州來協調這兩股氣，火生土即為泄火，作為秋天應應之道，有如農牧之道，春生，夏長，秋收。真是越看越妙爾。

「立冬」氣走膝陽關穴（膝關節腹側韌帶），位置就在膝關節外側，冬天天氣冷，

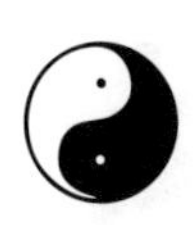

全身骨頭僵硬，「內經」告訴我們要早睡晚起，一定要等到太陽出來，此時溫度雖不高，四肢已較為鬆化，膝關節腹側韌帶（膝陽關穴）鬆了，下床走路順暢了。節氣在膝關節腹側韌帶，氣脹關節活動就會緊緊的，「使志若伏若匿，若又私意，若已有得。去寒就溫，無泄皮膚」，土性居中發四方，也就是讓土（志）的氣微揚，去寒就溫，而不會泄到皮膚，體溫不外洩而保暖。「小雪」氣走足三里穴（膝關節），位置在膝關節下，冬天冷，此時節氣仍在膝關節，膝關節外有腹側韌帶內有十字韌帶滑液囊，因此膝關節脹氣下不到腳，就會有頭重腳輕之感，此節氣仍用「使志若伏若匿，若又私意，若已有得。去寒就溫，無泄皮膚」來化解。「大雪」氣走條口（形容詞任何肌腱處），條口穴胃經於脛骨中間表層，條口之意，肌腱會集處再下為韌帶，如在小腿肚肌腱西醫稱阿基里斯腱，「五體」屬土，冬屬水，原土剋水，冬氣強（冷）水反乘於土的肌腱緊硬，當然用「使志若伏若匿，若又私意，若已有得。去寒就溫，無泄皮膚」來化解。「冬至」氣走至陰穴（十二指腸），位置於腳尾趾外側屬足太陽膀胱經，十二指腸於胃幽門總膽管下真正三焦處，胃幽門發炎（火旺），他會受牽連而發炎，總膽管或小腸發炎他也會連帶發炎，這不就是三焦，然總膽管發炎來自膽囊發炎或是胰臟發炎，但不管是膽囊發炎胃發炎小腸發炎，均會經過十二指腸進而影響胰臟（陰土），膽（陽木）胃（陽土）小腸（陽火），三陽至胰臟（陰土），至陰穴名符其實三焦；節氣走到十二指腸而氣脹，三陽均會受影響，十二指腸

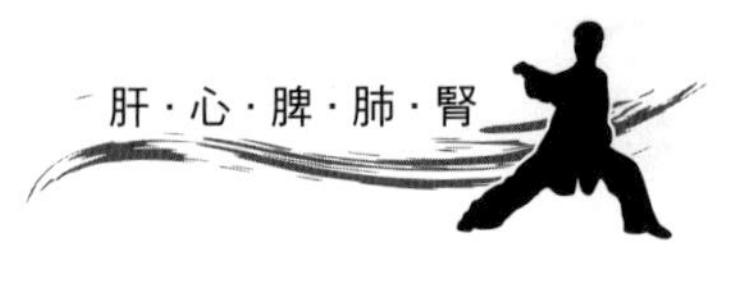

脹下痢（上堵下瀉），反堵於胃的胃脹氣（食慾不振），堵到總膽管反射到雙眼的紅腫。「使志若伏若匿，若又私意，若已有得。去寒就溫，無泄皮膚」來化解。十二指腸五行仍屬陽火，陽火生陰土（脾胰），脾主意（意志），胰臟更是調節體溫功能之所在（土性居中發四方），去寒就溫妙也。「小寒」氣走湧泉穴（左心房），位置在腎經腳底心，可能絕大多數中醫會懷疑，湧泉穴在腎經屬腎，怎會反射到左心房，本人以手汗腳汗來解釋，手汗是汁出於勞宮穴（左心室），腳汗是汗出於湧泉穴（左心房），前面有陳述手汗腳汗由來，如用手搓揉湧泉穴，左心房會脹起來會有悶悶感，汗為血之餘，泉雖是水，而汗如水湧出方稱湧泉；那麼節氣在湧泉穴（左心房），左心房氣脹心肌膨脹，導致肺靜脈血受堵，左上胸悶悶感原因，「五神」氣走臟不走腑，四氣調神論就是以「五神」來調解節氣之影響氣之不順，心屬火，瀉火從土，仍用「使志若伏若匿，若又私意，若已有得。去寒就溫，無泄皮膚」來化解。「大寒」氣走大都穴（脾胰交會處），位置在脾經腳拇趾外側，節氣走到大寒為最冷天氣，而穴道反射到脾胰交會處（大都穴），土性居中發四方，氣到大都全身氣脹熱起來，使志若伏若匿，若又私意，若已有得。去寒就溫，就是不能太熱以至發汗，汗發則氣瀉反而受寒之害，若伏若匿適中而無泄皮膚。「此冬氣之應，養藏之道也，逆之則傷腎，春為痿厥，奉生者少。」這是對付冬寒之道，將氣藏起來以保溫，逆之則寒氣入腎而傷，腎虛到了春天肝氣不足而成痿厥，肝為藏血，痿厥奉生者少也。

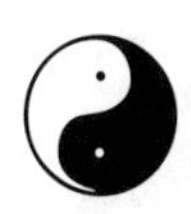

節氣內經結論：「天氣清靜，光明者也。藏德不止，故不下也。天明則日月不明，邪害空竅。陽氣者閉塞，地氣者冒明，雲霧不精，則上應白露不下，交通不表，萬物命故不施，不施則名木多死」。「春」天氣清靜，脾火旺看似光明，五常「仁、禮、信、義、智」，仁德者而譯「德」乃屬肝，藏德不止，故不下也。肝氣藏而不發，所以不下到心。天明則日月不明；頭雖清晰但心（日）眼睛（月）卻是虛的（不明），就是肝氣不下到心，又肝氣脹，膽被兩肝擠壓反射到眼睛虛症矇矇不清楚，邪害空竅也。到了夏天，陽氣者閉塞；心火閉塞，表氣不開（瀉）。地氣者冒明，雲霧不精；脾胰（地氣）反而冒火，胰臟脹上頂橫膈膜（雲霧），導致橫膈膜彈性不佳（不精），而肺受橫膈膜上頂影響肺功能不佳，導至金不能生水。則上應白露不下，交通不表；這就對應白露（水道穴）不下，輸尿管（水道穴）阻塞，尿液回堵於腎的血液循環不良，就是交通不表之意。萬物命故不施，不施則名木多死；水生萬物，命又指腎上腺素，腎功能不佳，不佳則肝膽（名木）均虛（多死），尿毒症即是最具明顯例子。「惡氣不發，風雨不節，白露不下，則菀稿不榮。賊風數至，暴雨數起，天地四時不相保，與道相失，則未央滅絕。惟聖人從之，故身無奇病，萬物不失，生氣不竭。」不正常的氣不發出於表（瀉），則肝（風）腎（雨）氣不調節，氣下不到輸尿管，則肝（稿）膽（菀）功能降低，容易感冒（賊風），經常感冒（暴雨）導致腎脹的氣血循環不良，五臟六腑於節氣（四時）無相生之循環，五臟六腑氣

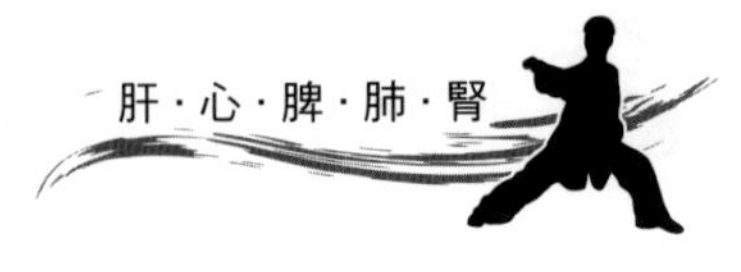

的通道不順，脾胰胃（未央）功能盡失，亡矣！無水不生，無土不長，水土盡失哪有不亡之理。因此惟有隨從聖人「四氣調神論」的方法避之，身體就不會有奇奇怪怪的疾病，五臟六腑功能正常（不失），生生不死。內經雖無特別談及節氣，「四氣調神論」論及白露不下，於此已標明雖是季節，更是攸關節氣對身體之影響，「四氣」除春三月用散步方式解節氣之害，夏秋冬均用神志來化解，有如修道者練功，但是另一方面也證實「五神」之實用性，然「無相氣學」以節氣穴道，以及本人悟出穴道對應之器官組織，進而詮釋「四氣調神論」理論具有臨床科學價值，反之證明「無相氣學」所指的節氣穴道非空穴來風。河間派「五運六氣」將節氣分六段用六氣詮釋五臟（五運）所產生的病機，異曲同工之論述，只是後人對「五運六氣」比「四氣調神論」更能理解節氣帶來的病機。本章重點在於老祖宗對節氣之害，可用「五神」來化解，如此方能貫串五行論述之辨證論治。

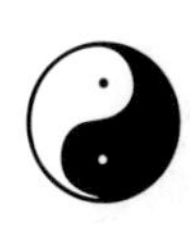

無相氣學

「無相氣學」為「陳銘堂」大師所創，臺灣台中人，根據他描述他的基礎氣功出自山西黃門，當時是與武學相結合的，但不是硬氣功，爾後經過他摸索體會出「氣」真正意涵，又如何從中醫經典常提起的「氣」與自己體會的「氣」相結合，經過多年的臨床實證，創立「無相氣學」門派，辨證新論述，還原老祖宗對「氣」的重新詮釋，「氣」是涵蓋形容詞、名詞、動詞的總稱，包羅萬象，從過去對「氣」是用意會，「無相氣學」卻是使它經過練氣，進而可以有觸摸感，視覺感之實際真實感，醫者可藉由患者身上的氣，進而分辨其虛實，最重要的是這些五行屬性，至此補瀉輕而易舉。在風水陽宅運用，可界定穴位之氣，煞氣，正沖偏沖，文昌君財神位在何處的氣，再分五行屬性，化剋為生何難？如此「氣」不再是空洞詞，「山、醫、命、相、卜」玄學不再是玄學，學者可學以致用，活化老祖宗玄學理論，造福社會大眾。

「無相氣學」初創時學員約四、五人，教可動關節與不動關節之調理，慢慢口耳相傳，每班學員逐漸增加，現在每班增至近兩百人，均以有教無類方式授課，廣納各行各業

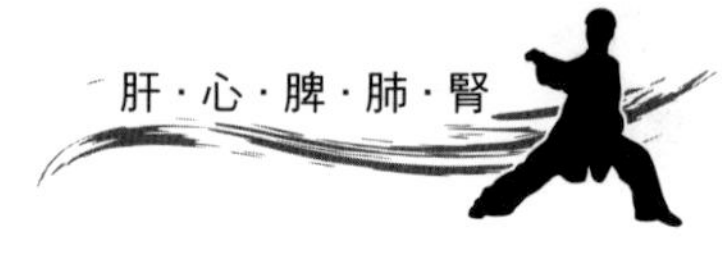

人士來學習，其中以中醫師美容業居多，教學內容更具完整有：基礎班，進階班，順氣推拿甲、乙、丙、丁等班，聲語滌身學班，器官放大與俞穴（穴道調理）班，官能感知與形姿導引班，疾障歸原班，細胞微細體班；每班授課每星期上三小時約半年。「基礎班，進階班」練氣，氣的概念，隔空發氣，中醫概念。「順氣推拿」各種傷科基礎調理方法，一方面增加氣感（觸感），觸感是手指與腳趾與氣的感覺。「聲語滌身學」以國語注音符號為藍本，每一音階其氣的走向如何呈現，進而可從患者發出的聲音（與患者對話），做辨證參考，再用聲語以補瀉調理，將辨證與調理合而為一，亦可用聲語洗滌自身氣阻而健身，因此取名為「聲語滌身學」。「器官放大與俞穴（穴道調理）」將器官的氣放大以便調理更細微氣阻加以調理，「俞穴」穴道取名由來，知其意方知其用，此與針灸學有頗大差異，對經絡不同思維見解。「形姿導引」藉由形態姿勢導引排除自身氣阻，類似馬王堆出土的氣功導引圖，強身用。「官能感知」各類五行用藥，以氣論風水。「疾障歸原」傷科力學；還原疾病發生最初原因，如何以力學將疾病回歸原來正常狀態。「細胞微細體」本人沒上此課程，不知其內容。這些課程內容可說讓一個對中醫完全不懂的學員，從未知到已知進而用的程度。

「無相氣學的價值」：中醫辨證「望、聞、問、切」。「望」無相氣學觀其前後身體骨架，再由其氣可辨出何種跌撞傷造成的（力學），選擇最適當順氣推拿方法調理。

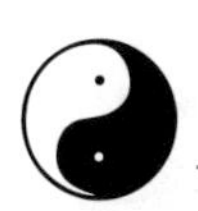

「聞」可由患者一隻頭髮經搓揉後，其五臭「臊、焦、香、腥、腐」即呈現而出，可做辨證參考依據之一。「問」與患者對話，運用聲語滌身學加以辨證，隨即以聲語調理，馬上可知辨證是否正確，正確即有效果，否則無成效。「切」進階程度中醫師可用隔空把脈方式切診，學完疾障歸原程度之人，以患者病發處的氣順藤摸瓜，找出疾病初始原因，用疾障歸原之原理調理，有立竿見影效果。從此「無相氣學」建立完整一套教學課程，內容豐富實用，歷經二三十年來，學員超過兩萬人次。「無相氣學」以氣來辨證提高其準確率，以氣調氣調理達到速度快效果佳之程度，「無相氣學」將辨證論治融合為一體，突破一般傳統中醫原有治病思維，看似創新卻是還原遠古中醫論述，有理論依據又有物理原理調理方法，對困難雜症提供莫大幫助，例如：五神調理。眼睛癢皮膚癢癢到骨頭，疾障歸原調脾胰效果令人驚訝。腎水腫（腎萎縮），以氣引氣的連環補腎，再做腎擴張效果當下立見。畏寒或冒冷汗，調右心房的反射點，馬上呈現身體熱起來的效果，發高燒調左心室的反射點，患者出汗（流汗）降體溫，重點是以上均無藥物卻可以達到效果。這些均是難能可貴的調理方法；然而世上無絕對完美無瑕的醫學理論技術，生命無價，出了問題要有化解之道，將二度傷害降至最底，這才是「無相氣學」真正價值之所在。

結論：「無相氣學」還原遠古中國醫學理論，借西醫生理解剖學詮釋「氣」之病機，重新活化「氣」的論述與運用，進而證明中醫理論的科學性實用性，從意會轉化實際真實感，提高辨證準確率以及立即性效果調理方法；顛覆傳統中醫辨證思維，不用藥空手治病，這些新思維、新調理方法，目前尚未取得廣泛中醫界認同，廣大社會大眾認可，欲達此一目的，是所有無相從業人員，醫師中醫師順氣推拿師，均需背負的重任，不只推廣無相氣學理論而已，重點是要讓求助者（患者），有調理上的立即性改善之效果感覺，由效果證明無相氣學理論是正確性，否則即淪為如同流行歌曲一般的短暫，因此提醒學過疾障歸原的從業人員，運用此技術辨證以及調理，不可以排火氣思維而為之，如此「無相氣學的價值」得以存在，亦可獲得中醫界認同，更可以流傳於後世，世世代代的承傳。

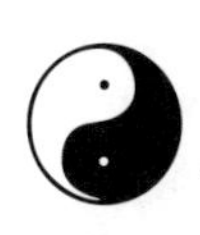

老師的睿智

無相氣學「陳銘堂老師」早年教的是可動關節與不動關節調理，無可否認他學識淵博，國學底子深厚，又出身理工科具備物理化學理論知識，令人驚訝的是，古漢文（河洛語）造詣嘆目稱舌，以河洛語作的詩詞通順又押韻，這種程度現今已快絕響，套句成語「成功絕非偶然」，爾後持續領悟出更多深澳氣學，豐富整套完整的「無相氣學」，清楚區分「氣」是一門學問，氣功是練氣功法，兩者之對應關係。本人對「陳銘堂老師」的智慧是五體投地的佩服。以下舉例其特殊絕妙「氣學」：

一：陳老師以國語注音符號為藍本，改編一套獨特河洛語之注音符號，細膩規列出「母音、子音、聲母、基本韻母、複合韻母、鼻音韻母、複合鼻音韻母、入聲收音」。現今已失落的音法，清楚明確將河洛語之八聲還原呈現而出：以往所有中醫經典從未有這方面陳述，五音「角、徵、宮、商、羽」很多人都可琅琅上口，卻不知其意，更不知其用，現今卻可運用於五行用藥，可說解千古之密。

二：五行用藥：這是所有中醫經典未曾提及過的學問，也將「五行」發揮將近至極致，傳達「五行」真正意涵，「行」為動之後行為，因此沒有動即不成行，「行」方有轉動之動能，缺少這個思維「五行」無法彰顯其價值，有了這個思維，一補一瀉「五行」動起來了，還原老祖宗精深智慧，偉大的悟性研發。

三：器官放大：將組織器官的氣放大，調理者容易做深層細微調理，增強調理效果。

四：穴道密碼：穴道取名由來，如此方知穴道之意，知其意進而運用之，已知中醫經典無此明確論述，有別於傳統針灸調理為「俞穴」，俞為疏通之意，「無相氣學」以氣來疏通穴道方式調理，這也是前所未有理論以及用法。

五：氣的運用：一般人認為氣功有硬氣功，內家氣功，禪功，靜功，外丹功，內丹功，自發功等等等。然而陳老師卻將「氣」當成一門學問來看待，分析「氣」的原理特性以及如何運用，「無相氣學」以每一個人天生即帶有的「氣」（不自覺），再從命門穴借「氣」加以壯大，促成末梢最敏感神經雙手指的氣感強，往日對渾沌不清的「氣」，從未知進成已知從而加以運用。「以氣測氣」以手指的「氣」測未知的「氣」，其虛實，走向，五行屬性，於醫學而言等於是用「氣」辨證（氣切診），風水方面為辨別神氣、煞氣、穴位、財位、方位等等。「以氣帶氣」風水而言為移星換位功能，醫學方面為調理手法運用，例如：脊椎矯正接骨等傷科。「以氣導氣」風水方面用於化剋為生，醫學來說為補瀉運用。「以氣接氣」接粉碎性骨折，傷口縫合。「以氣排氣」瀉火氣（消炎）。以上等於將「氣」的運用極大化。

六：不可思議的創新突破：1.發現所有組織細胞其排列組合均暗含陰陽離子相結合，當皮膚或骨頭有撕裂傷口，骨頭斷裂時，其陰陽離子會呈現異常改變，兩邊組織細胞變成全正離子或是陰離子，西醫用高密度傷口縫合，不然會有肉芽傷口發生。無相氣學用「以氣接氣」將已成同性離子更旋換正，即正常陰陽離子相結合，傷口癒合後幾乎無疤痕，骨頭接合不會一變天有痠軟感。2.發現胰臟體制細胞（平衡激素）奇特功能，所有腺體屬土由平衡激素來協調，鈉鉀離子不協調造成皮膚癢，就是平衡激素異常造成的。平衡激素又有代謝功能，內出血（瘀青），肺積水，腹腔積水等，無需用穿刺引流方式排除，「以氣帶氣」將平衡激素帶至患部行代謝功能，效果相當理想。內出血不在話下，本人調理過腎功能失調造成的肺積水，連環補腎，在作腎擴張使血液可進入腎臟，排除肺積水原因，再引平衡激素代謝肺積水，患者第二天拔呼吸器，第三天從加護病房轉普通病房。另一案例為肝硬化造成的腹腔積水，調理先鬆膽使膽汁可入膽，以五色用藥瀉肝火小補肝，引平衡激素代謝腹腔積水，當天臉色由臘青逐漸恢復正常臉色，原本要作引流術就不用了。3.腎小盞其形如髮可調理掉髮，原理來自「形、意、氣」，七年前本人小女兒回來高雄待產，一見面就跟我講，爸我禿頭了，她將假髮拿掉本人確實嚇一跳，她的頭有如痢痢頭幾乎掉光了，調理將多次華蓋穴撞傷排除，再調她兩腎的腎小盞，天天調一個月後頭髮全長回濃

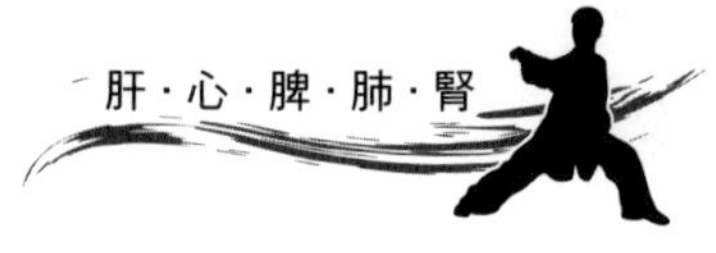

密。

七：幾近完美的疾病調理「疾障歸原」；所謂病從何來？一直是醫者窮盡所能探索的目的，無相氣學以患者病發處的「氣」，順藤摸瓜還原患者如何跌撞，跌撞角度，被撞或自撞、輕撞、趴撞、撲倒撞、滑倒撞、仰倒撞、左側撞右側撞、撞飛、滾地連續撞，由下往上撞，由上往下連續撞等等等，撞擊後延伸的各種疾病。以下舉幾個案例說明；1.患者氣的顯像頭頂氣往上衝，上丹田（雙眼尾處）氣脹，雙肩膀氣往上，雙膝關節氣阻，此為正跌坐臀部撞地傷，由百會穴往下測氣，胸椎第二三椎側彎，病機：腦脊髓液下行受阻回堵於腦，形成腦興奮氣由上丹田出，九成以上患者會不好睡（想東想西），胸部（肺）之竅在鼻翼，因此會有鼻塞現象，而腦脊髓液堵在脊椎到小腦，形成小腦供養過多，下頷骨寬厚腮幫肥厚，氣下不到肺，肩頸肌肉緊嚴重會痠痛，肺虛呼吸淺，薦椎氣上不去造成膀胱火，胸椎第六椎擠壓氣衝胰臟，影響胰內平衡激素錯亂，皮膚癢胃脹氣症狀，如嚴重脾也脹，土剋水就會癢到骨頭，臀部撞地，如薦椎八孔有擠壓情形時，會反射到喉嚨的緊或沙啞，如再有大腸神經緊就會有喉嚨痛症狀，臀部撞地尾骶骨凹陷，症狀氣衝頭頂心，前腦神經往下內拉肺緊，呼吸短促有如氣喘，馬尾神經延脊側往上拉後腦緊肩胛骨緊，看人頭往上，向下拉兩小腿肚緊，發作時會抽筋，跌坐最終角度雙膝彎曲氣阻於此，雙膝關節會有軟腳情形久之無力感。這是標準正跌坐臀部撞地形成物理轉化生理現象，也有脊椎成

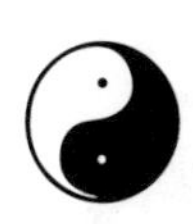

S型側彎，脊椎後凸或下陷情況，胸椎第一二椎擠壓的大頭症，這些往後章節會有論述。2.右額頭氣脹其後腦氣虛，呈現線條型力線，此為右額頭撞傷；右額頭為運動區，此傷小朋友稱好動，大人稱閑不住注意力不集中，右前腦神經內拉肝緊的肝虛火，肝緊將脂肪擠出形成脂肪肝，另一條腦神經下拉大腸升結腸緊的蠕動不佳，糞便淤積於升結腸，降結腸卻是空空的，此種便秘不易辨證，右後腦神經往下內拉腎臟緊的腎小管沾黏，電解質回收功能減低，造成下半身的骨質疏鬆，小便尿泡泡久久不破。3.左額頭氣脹其後腦氣虛，呈現線條型力線，此為左額頭撞傷，前撞後腦神經下拉左肩胛骨緊，前腦神經下拉三叉神經緊，下巴偏左，咬合不正，有些會夜磨牙，嚴重影響到內顎神經緊張口困難，或內顎神經痛，輕撞另一條腦神經下拉左手拇指食指緊，不同位置症狀不同，有些是神經下拉頸椎第三椎左移，頭右偏。有些是神經內拉心臟緊成狹長型的夾心症，會有忽冷忽熱症狀，右心房緊時靜脈血少時冷，左心室緊時動脈血不足，加速擠壓身體熱。後腦撞傷，如位置傷海馬迴就會影響記憶力強，前撞記憶力差，傷松果體容易引起自律神經問題，以上說明患者身上所發出的氣，順藤摸瓜找出疾病原始發生原因，併發多種疾病，從而得知病從何來，再以氣加以調理，從根拔除，整套辨證以及調理稱「疾障歸原」，因此本人讚呼為幾近完美的疾病調理。

至此無相氣學如何不能成為中醫另一派系，前提是有多少無相學員（中醫師，西醫

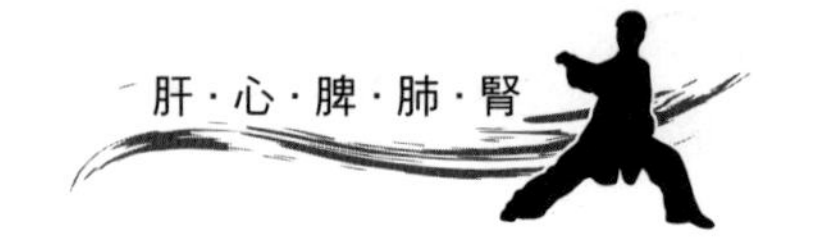

醫師，順氣推拿師），能學以致用，以實際成效進而獲得社會大眾肯定。老師的睿智讓我們得以一窺遠古中醫玄學奧秘，我等需竭盡所能用效果將其發揚光大，不斷的延續傳承下去，流傳萬世，造福人類。共勉之！

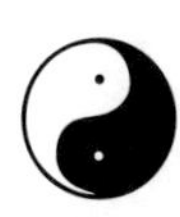

經絡穴道密碼

一九七二年前美國總統尼克森訪華，其中大陸安排他參觀一場手術實境秀，以針灸麻醉病人意識清醒開刀，東方之神奇醫學技術震驚全世界，自此全球瘋迷「針灸」治病，「針灸」即是對穴道以「針」或加「灸」治療疾病。然而針灸為治病工具，穴道方為學問之所在，老祖宗將穴道作歸列組合成十四條經絡以及奇經八脈，北宋王唯一製作天聖銅人為當時鎮國之寶之一，穴道名稱有名詞、形容詞、動詞、解剖學，如不知其意只能死背用途，這就違背老祖宗發明穴道真正用意。

「無相氣學」創始人陳銘堂老師領悟出穴道暗藏密碼，十四條經絡以及奇經八脈可稱大綱歸屬，穴道取名即為其密碼，知道取名原由方知其意，既知其意即可加以運用，達到治病之效果。疾病可說千奇百怪來形容，光憑四百零九個穴道就能治百病嗎？此為學問之所在。中國人為人處事，不以直接方式表達，直接傷人，間接含沙射影提醒，不傷人亦可測試對方之智慧，穴道取名仍是此一模式，因此了解取名密碼，解開密碼方能活用，更能體會穴道之科學性以及實用性，還有快速治療效果。

解密：神庭穴，即神的辦公室，就是腦額葉，降腦壓可用此穴道。天突穴，天指的是頭，突為突出物（脊突），要前往頭之處有突出的東西，現代用語為天梯，指的是頸椎身體往頭的連接，名詞也。璇璣穴，璇璣為古代觀天儀，可以左右上下移動，這是頸椎動詞，也可說頸椎轉動神經。廉泉穴，水如廉狀而下瀑布也，胸大肌從肩關節如噴泉連接胸骨柄，按住廉泉穴抬起手需費力一點，也會胸悶感覺，這是胸大肌緊造成的，因此廉泉穴即胸大肌穴位。或中穴，此穴需用河洛話發音方知其意，鳥欲起飛先扇動翅膀，「彧」，河洛話唸一ㄝ（重音），翅膀往中間一ㄝ（重音）叫彧中，彧中穴此意為胸小肌，名詞。鳩尾穴，鳥類在飛翔時用尾巴控制飛行方向，此穴指的是前庭神經控制人的平衡系統，如此穴受傷會有暈眩感。玉堂穴，如玉般珍貴的堂，女性第二性象徵乳房也。乳中穴指的是乳頭。風府穴為大小肝。靈道穴、魂門穴，開肝之門。風池穴為膽。期門穴預約需製造多少膽汁。風市穴，風屬木，臟為肝，肝臟如市場，不就是肝功能運轉。日月穴眼睛瞳孔，章門穴膽汁劑量。心臟神，神門穴為開心之門，極泉穴為汗腺也是左心室對應組織，膏肓穴，此穴在肩胛骨內側，非常重要穴道方需藏於深處，身體極為深層組織心室中膈也，方稱病入膏肓無救由來，常見於夾心症藥物難以到達之處。承山穴心臟下尖處。胃西醫有縱向肌斜向肌橫向肌三種組織，穴道有上腕中腕下腕，禾膠穴胃黏液，滑肉門讓肌肉蠕動。魄戶穴，五神魄在肺，此穴指的是肺。少商穴，五音角徵宮商羽，商指的也是肺，少的肺

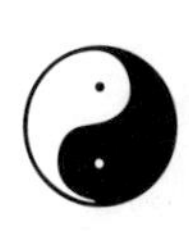

其位置在上肺葉尖的部位，少商穴雖是肺經起頭，肺扁塌調此穴非常重要。肺泡穴道為氣舍穴，金門穴喉頭氣管（上呼吸道），環跳穴氣管，偏歷穴支氣管，陶道穴為微細支氣管，太白穴肺泡縮吐二氧化碳，動名詞，陽白穴肺泡張吸氧氣，動名詞。居膠穴肋骨居間肉，陰市穴交換氣體功能，動詞，申脈穴肺動脈，隱白穴吸氣，俠白穴吐氣，雲門穴橫膈膜。水分穴石門穴為腎開門穴，溫溜穴腎動脈，巨骨穴腎擴張讓腎臟巨大，經渠穴腎絲球，列缺穴腎小管，太淵穴膀胱，水道穴尿道，石關穴尿道括約肌，石門穴對應腦下垂體（胎兒於子宮內姿勢），石門穴緊長不高。肺俞、厥陰俞、心俞、都俞、膈俞、肝俞、膽俞、脾俞、胃俞、三焦俞、腎俞、氣海俞、大腸俞、關元俞、小腸俞、膀胱俞、中膂俞、白環俞、俞與輸同意，元神輸入之意，如果元神無法進入該臟腑，即該臟腑為元神所不承認，什麼情況元神會不承認呢？癌細胞已非身體正常細胞，所以元神不認它，因此調理這些俞的穴道，就是在調理癌症，這證明遠古時代就有癌症，只是稱呼不同而已，胸腺癌調氣海俞，喉癌調白環俞。其他穴道在傷科篇章會提起。

穴道治病，此仍然與開藥方同「君、臣、佐、使」雷同，開門穴即是「使」，單一穴道是無治病功能，居膠穴與太白穴陽白穴條口浮白穴等結合使用時，居膠穴此時功能是肺泡潤滑液，如與五處穴五樞穴結合使用，居膠穴就成為關節腔內潤滑液。懸樞穴為肌韌帶，在眼睛為眼球六對肌肉懸韌帶，大赫穴拆子赫為兩個赤，赤為紅在臟為心，一個心變

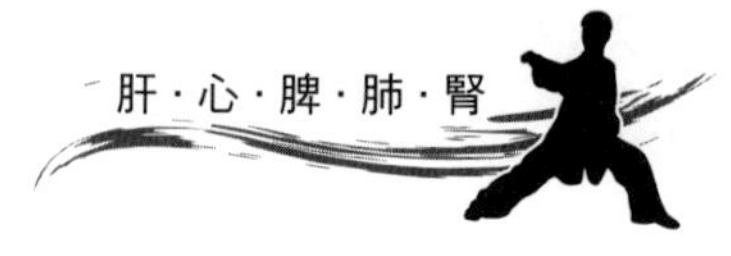

兩個心為赫，又要比兩個心大，因此取名為大赫，功用在調理夾心症、心肌梗塞或心臟麻痺，使心變大，然而夾心症或心臟麻痺，均為腦神經將心室中膈拉緊，心臟往內緊縮，大赫穴為轉動詞，其意使變小的心臟，變成小的兩倍更大。孔最穴最與河洛話墜同音，其意從孔中之物墜落到最下面，魚刺卡在食道，可用孔最穴與滑肉門配合使用，便祕使用孔最穴與滑肉門效果佳，滑肉門功能就是讓肌肉蠕動（橫紋肌）。石門穴意解土之僵硬為石，生理解釋石等於胰土緊，又胎兒姿勢石門穴對應腦下垂體，因此石門穴緊，胰臟生長激素反射成緊，身材短小長不高因素之一。有關靈的部分穴道，本神穴即自己元神，神藏穴元神藏起來，也可說元神離開身體藏起來，膻中穴為人清醒時元神在身體之位置，重度昏迷或植物人為元神離開身體，成為有體無魂之軀殼，此時需調理本神穴神藏穴以及膻中穴，再配合調理腎臟鈉離子代謝，糖尿病人調腎臟丙酮代謝，如此中西醫結合方能提高治癒效果。

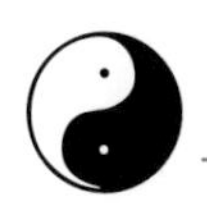

結論；黃帝內經為古漢族之醫學著作。經絡穴道解密，除了需中文底子要深厚，還要懂中國人的邏輯思維，尚要會古漢語（河洛話現今閩南語），如此方能解開穴道密碼。更玄的是這些穴道用河洛話叫出，它就會有氣動，如同點名般一叫到它的名字，它會喊右，氣會跑出來。當這些穴道密碼一解開，哪幾個穴道組合就可調理什麼疾病，了然於胸，快速療癒不在話下，何恐民眾不信中醫。補充；中國針灸能人很多，個人體會不同，研發出不少與本書不相同針法或對穴道不同詮釋，聽說台中東勢區就有一位大師，不管任何疾病可由患者指定部位紮針。無相氣學俞穴調理是以氣帶氣，不同一般大眾所認知之針灸調理，因此上述穴道組合調理疾病，不一定適合現有的針灸調理。本人才疏學淺，還有太多穴道尚未解開其秘密，尚待繼續研究。

五神五志

一般社會大眾可能不曉得中醫可以醫治精神疾病，電視劇或影片常見的是定心丸、清心丸、安神湯，而中醫醫治精神問題就要從「五神」談起，肝藏魂，心藏神，脾主意，肺藏魄，腎藏精。五臟六腑均會從任脈（迷走神經）或督脈（自主神經）連接至大腦，神經傳遞有如電線是雙向傳遞的，生理變化轉化至大腦成精神意識現象，精神意識現象藉神經傳遞到臟腑，進而改變生理異常反應。「五志」怒傷肝，喜傷心，思傷脾，悲傷肺，驚傷腎。此為意識現象轉成生理現象。

物理詮釋；「肝藏魂」，憂鬱症（抑鬱），低自尊喪失原有興趣，缺乏活力，疼痛找不出原因。憂鬱事實上屬於肝火旺一種，而在五神（精神）時，生理現象完全不同於生理疾病，只有肝火旺，心脾肺腎全顯示虛症，元神離開身體遠一點，所以沒自信才低自尊，原有的興趣此時覺得沒意義，精神上憂鬱時程現火於小肝，肝擠壓胰臟，（木剋土），土之體為肌肉，小肝下壓膽（管神經），因此有找不出疼痛原因。「心」藏神，心慌神不守舍，反射至心的心火旺，心跳加速，呼吸困難，脾肺腎肝均虛，腎虛血不入，血壓偏高。

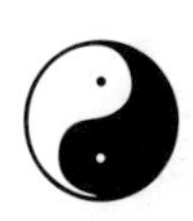

「自閉症宅男型」自我封閉，不喜與人接觸，此症非冠狀動脈引起的，而是心包膜（心臟臟層膜）緊，再反射至腦的精神問題。「脾」主意，意指的是頭，躁鬱症頭脹頭暈脾氣大，想太多執著鑽牛角尖，想不開易怒，脾緊影響胰臟以及子宮功能，女性月事不順，肺腎肝心均虛。魄在肺「肺」做事衝動魯莽，肺緊換氣不全，無法做劇烈運動。肺火旺就會做出異於常人之舉，亂砸物品，無厘頭殺人放火，此為典型強迫症，腎肝心脾均虛。「腎」遇事膽怯不果斷，腎緊陽剛不足，高血壓腎虧，肝心脾肺均虛。此為畏懼症，沒主見，此類之人喜歡上心靈課程，或借助宗教心靈慰藉。但是有一種畏懼症是由生理轉成心理的精神問題，胸椎第十二椎下陷，導致胸椎裡面的自主神經影響腎上腺，造成畏懼症，自主神經又往上影響脾臟的躁鬱症，也就是說同時具有畏懼症與躁鬱症兩種症狀。這些是從上往下影響，生理症狀為果，調理下病上治。有一種現象此人很容易被卡（靈擾），命理家說他八字低，我們卻發現他有隱藏式的過度驚嚇，從腎誘發其幼兒時期的驚嚇，其驚嚇的氣於眼睛或耳朵顯像出來，其膻中穴虛，表示其元神因經常受驚嚇而離身體遠一點，因此容易被卡，臨床「驚於腎」的道理也由此證明它的存在性。再次強調這是一個很嚴肅醫學盲點，每個人在嬰兒開始會認人起，那個人沒受過驚嚇，但經常有過度驚嚇之人，極有可能會有人格異常，進而危害其家庭以及社會困饒，此種人均有可怕斜眼症狀，驚雖然在腎（腎上腺素），腎上腺素一興奮人容易衝動，腎上腺素「五神」會影響其子「肝」

成虛症，肝藏魂因此容易被卡，眼為木之竅，斜眼呈現，眼睛俗稱眼神，木下一個臟為心臟，心藏神，心智受影響，這是人格異常病機一連串反映，因此如有可怕斜眼就需從腎來誘發其隱性驚嚇出於表，再加以調理。

「五志」反向思考，無相氣學陳銘堂老師在其五行概論論點：五志實際上為「五制」，是五行的反制、牽制之意。木：怒。脾氣（土）發作時由土反乘於木，亦即傷肝的現象，因在土果於木。本人於解剖學解釋，怒。脾胰氣脹，胰擠肝（怒傷肝）。火：喜。肺乘心。氣為肺所管，肺氣太強（開懷大笑之時）為喜，金反乘於火之傷心，因在金果於火。本人於解剖學解釋，喜肺氣脹下壓心（喜傷心）。土：思。一個人的腦下垂體動到的話，腎上腺也會跟著震動，而腎上腺受到刺激時會有興奮感（思），遇到挫折時（提不起精神），腎上腺的壓力特別大，此時更會想東想西，所以古代詩人的作品通常都在不如意，喝酒之後完成。本人於解剖學解釋，脾在腎之上，腎脹上頂脾（思傷脾），另外值得一提的是，過度思慮時反而形成脾虛，形成腦萎縮，脾主意的反射現象，因在水果在土。金：憂。肝屬木，最怕的是憂鬱，當肝循環不好時候會有憂鬱的現象，此時肝旺上頂到肺，而氣下不去時就會有憂的感覺（嘆氣）。本人於解剖學解釋，肝上頂肺，肺氣脹（憂傷肺）氣由口出而瀉，因在金果在木。水：恐。恐慌症心臟膨脹，心壓腎（心在腎之上），因在火果在水。「五志」（五制）即為怒：土反乘於木。喜：金反乘於火。思：水

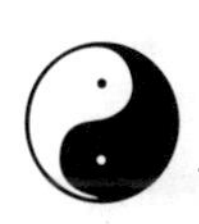

反乘於土。憂；木反乘於金。恐；火反乘於水。最典型「怒」來詮釋反制，我們常講這個人脾氣暴躁，容易發「怒」，卻不會說肝氣暴躁，由此可見「怒」的因在脾火旺，土反乘於木的「怒」傷肝，最好的例子就是怒急攻心而亡，肝離心臟太遠，物理上無法攻心導致死亡，怒在脾，脾臟因而膨脹壓心，如果他原有心臟肥大實症，心被脾壓導致心臟無法跳動，進而致死，此症做心肺復甦術是會加速死亡，要瀉脾火方能救，這再再證明「五志」為五行的反制的精神上現象。

「五神，五志」一實一虛，氣全走臟，不走腑。精神意識反應於臟，不同生理之物理效應，躁鬱症脾之虛，焦慮症脾之實。「心虛症」有如運動過度，全身過度流汗，全身虛脫感覺。「產前躁鬱症，產後憂鬱症」為較常見案例。物理分析；「產前躁鬱症」懷孕子宮隨胎兒成長而膨脹，子宮膨脹往前壓迫膀胱，頻尿症狀，往上擠壓大腸小腸，大腸小腸有伸縮能力可洩其壓力，腎臟受壓迫，腎臟體積縮小，血液進來就少，血液回堵於組織細胞，形成全身性水腫，子宮亦壓迫鼠蹊靜脈回流，腳氣腫最先呈現，嚴重形成妊娠毒血症，當所有下腹腔臟腑再往上擠，擠到胃，胃裡有空氣形成胃脹氣嘔吐症狀，再往上擠到脾胰，擠到胰影響胰島素分泌就有懷孕性糖尿病症狀，擠到脾臟，脾主意反射到頭的頭脹頭暈，精神上為躁鬱執著脾氣不佳。「產後憂鬱症」產後子宮雖然縮小，但無法恢復為孕前之大小，此為子宮收縮不全仍有頻尿漏尿症狀，再看當受精卵是著床子宮右側，因此子

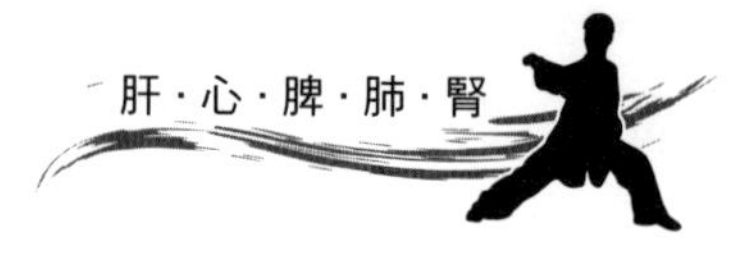

宮雖收縮其右側還是較大，肝的壓力還有，肝擠壓成肝虛火，肝脂肪被擠出形成脂肪肝，精神上反射至腦會成為憂鬱症。然而精神意識又是如何在臟感應的，臟均有兩個，肝木有大肝小肝，火心臟有右心房右心室左心房左心室，土有脾胰，金有左肺與右肺，腎有左右腎與腎上腺，把脈左腎又命門，命門指的是腎上腺，它與精神意識連結，小肝，右心房，脾，左肺相同，臨床案例；肝火旺容易長疔瘡癰，有些小肝火旺反射的疔瘡卻在舌下。靈擾的手腳冰冷，是外邪影響到右心房。躁鬱症脾火旺反射在頭的頭脹頭暈。心慌不知所措，心跳加速，患者甚至聽到自己心臟快速跳動，以五神調理方式方有其效果。老祖宗五行歸類智慧，由此可見有其特別意義。也從穴道標明出何者與精神意識有關，如靈道穴、通里穴、魂門穴、青靈穴、神門穴、神道穴、本神穴、神封穴、殷門穴、通天穴、中都穴、意舍穴、神闕穴、膻中穴、神藏穴等等。中醫調理身體是全方位的，因此「玄學」山，醫，命，相，卜均需要學習之，如此藥到病除非難事，勤勉之。

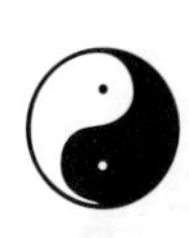

從百會穴談「經轉臟、臟轉經」之意涵

中醫沒講頭講脾主意，意指的是頭，也就是從脾看頭的問題，記憶力衰退脾虛，頭脹頭暈脾火旺，然而腦是神經中樞，從精神意識，腦部疾病更是複雜多樣，絕非單單一個脾臟就可辨出疾病跟原來，因此就由經絡穴道補足此一缺口，例如：京門、京骨、懸顱、頭、懸釐、聽會、腦戶、百會等穴道。中醫辨證邏輯思維「上病下治，下病上醫。上堵下瀉，下堵上吐。經轉臟，臟轉經」。症狀乃為病果，治果不治因春風吹又生白忙一場。老祖宗尚提供臟腑之竅方便辨證之用，例如眼睛紅腫膽之實火，酸澀膽虛也，懸榕垂紅腫來自小腸火，舌頭潰瘍心之火，酒糟鼻即脾火旺，臭嘴角胰之過。藥物、針灸、推拿等為治病工具，所謂辨證論治即辨證正確之後再選擇最適當之工具治病，對症下藥一服見效，即辨證論治之成也。然而辨證難之又難，「望、聞、問、切」同時需運用五氣、五音、五臭、五味，五體等相關資訊，舉例：肺主皮毛五氣為燥，脾胰屬土五氣為濕，「土生金」以土之濕潤濕乾燥之皮膚，乾癬牛皮癬不從胰臟找問題無解也。脾火旺焦慮（五志）土剋水全身骨頭痠軟（痛）。但最難在「經轉臟、臟轉經」之辨證，一個外傷形成好幾種症

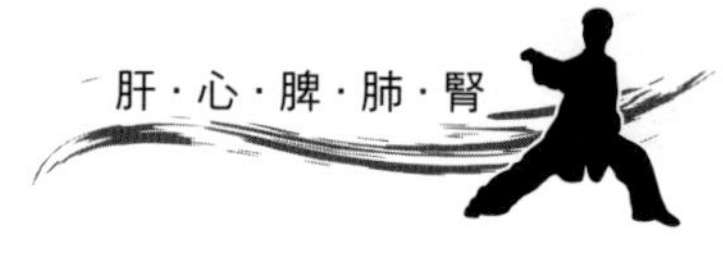

狀，這才是此段之重點之原因。

論述：外傷沿經絡影響臟腑之功能（氣血不順），當受影響臟腑到達一定程度虛實又會反射到表，此乃「經轉臟，臟轉經」之意。白話文詮釋：所有的外傷均會由神經感應到腦，再由腦傳遞不正確信息影響臟腑功能不正常。而百會穴又是何意？中國為宗主國，周邊各邦國均來朝貢「百會朝宗」，百會穴立於頭頂心，身體各部位信息均往頭傳遞，頭亦可佈達政令給身體各部位，後人方以「經轉臟，臟轉經」來形容其意同百會穴。以下為舉幾個案例從起因發生路線至病果之描述。

一、左後腳跟踢到人往後退，左背下肋骨撞到桌角。症狀：左鼻塞，心臟肥大實症，異常流汗。鼻翼五行臉譜屬金為肺之竅，因此鎖骨以下肋骨以上所有的傷均會造成鼻塞。心臟受撞擊心臟橫紋肌呈現鬆弛變大俗稱心臟肥大，而心臟鬆弛其跳動遲緩此為心臟無力感之由來。脾在心後心脾被撞隨之脾虛，頭脹頭暈（脾主意），由臟腑脾反射至腦的症狀，典型「經轉臟」，脾虛氣往前擠壓左心室左心房汗由手心腳湧泉穴或是後腦出，嚴重男性反射到陽具營養不足的短小，女性反射內竅子宮，輕者子宮虛症白帶，重者子宮寒症受精卵不易著床的不孕症赤白帶。如影響到左心房神經就會反射其竅舌頭舌繫帶短的口吃，影響到右心室其反射到舌繫帶長的大舌頭。

二、右腳趾踢到人往前趴，右胸部撞到。症狀：右鼻塞，右胸悶，肝虛（容易疲累）。相

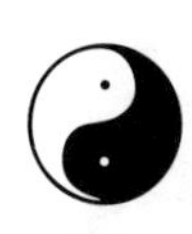

反如從背後撞的右鼻塞右胸悶相同，肝呈現肝火容易鬱悶（五志），嚴重容易長疔瘡癰。

三、左後腳跟踢到人往後退，左上後腦撞到。症狀：左鼻涕，神經後拉左背緊，神經下拉三叉神經緊，下巴偏左咬合不正，夜磨牙，嚴重內顎神經痛。撞擊位置不同或輕重會有不同症狀，尚有神經再拉頸椎第三椎左移頭右偏，也有案例神經內拉心緊的夾心症忽冷忽熱。嚴重神經在往下拉左腳底的左腳足底筋膜炎。

四、右腳趾踢到人往前趴，右上額頭撞到。症狀：好動，右鼻涕倒流，神經下拉右鎖骨上翹的右肩膀疼痛，神經內拉肝緊的肝虛，嚴重肝緊將肝內脂肪擠出肝外形成脂肪肝，也有肝緊的肝虛火，除容易疲累外還會長疔瘡癰。更嚴重神經再拉大腸升結腸緊的蠕動不佳，糞便淤積於升結腸，降結腸無糞便的便秘。右後腦神經往下內拉腎小管緊的沾黏，影響電解質回收功能，骨質疏鬆由來，右後腦只影響下半身之骨質疏鬆。

五、跑步左腳趾踢到人往前撲倒，額頭髮際處撞到，症狀：鼻涕倒流，頭前撞腦脊髓液從鼻咽管流出為鼻涕倒流，後撞腦脊髓液從鼻淚管流出為鼻水或鼻涕。神經下拉雙手腳緊麻，神經內拉胰臟胰島素虛（糖尿病），神經後下拉肛門緊的痔瘡，也有前後拉的內外痔。嚴重另一條神經在下拉雙腳底的足底經膜炎。後腦神經延脊側往下拉到肛門周邊馬尾神經，造成靜脈止回瓣被拉開的痔瘡。嚴重形成內外痔。

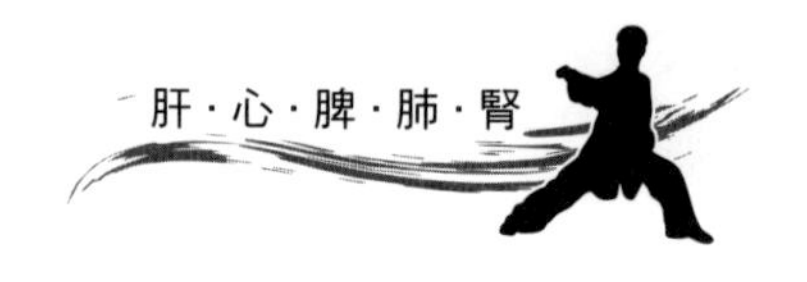

六、正跌坐臀部撞地，脊椎形成擠壓、後凸、下陷或側彎等情況發生，以下均已擠壓代替形容，胸椎第一二三椎擠壓或側彎，腦脊隨液會回堵於腦造成腦興奮的不好睡（睡眠障礙），鼻塞，左或右腮幫脹，肩頸肌肉緊，肺虛，膀胱火。第五椎擠壓是鼻塞，胰火有痰，口臭。第六椎擠壓會有胰火旺皮膚癢，扭曲左前右後造成蕁麻疹。第七椎擠壓會有胃脹氣。胸椎第十二椎或腰椎第一椎擠壓會大腸虛症拉肚子。腰椎下陷會有前肩頸肌肉緊，大腸火容易便秘，腎虛。臀部撞地會造成薦椎擠壓以及尾骨凹陷情況，薦椎八孔擠壓會反射至喉嚨緊刺癢想咳，嚴重聲音沙啞或喉嚨痛。尾骨凹陷呈現氣衝頭頂心，後腦緊，肩胛骨緊，兩小腿肚緊發作時會抽筋。雙膝關節受力（軟腳）過中年成無力感。而胸椎第八九十椎左側彎是肝虛心火旺，容易疲累手心發熱（燙）。右側彎心虛肝火旺，容易長疔瘡癰，心悶喘。

七、鼻子過敏：症狀；鼻子過敏癢打噴嚏，鼻塞流鼻涕，頭脹頭暈。鼻頭為脾之竅，鼻頭撞傷（經），而反射回臟（脾），脾主意（頭亦腦）即百會，脾胰本一家，脾傷胰臟平衡激素跟著反應，所以鼻子會癢打噴嚏，鼻頭撞到鼻子下陷鼻塞，神經上拉鼻淚管開流鼻涕，當脾又反射上百會（腦），頭脹頭暈原因，氣往後走內傷在延腦。鼻竇炎是鼻頭後腦撞，氣衝鼻頭的鼻竇腫脹鼻塞，鼻頭神經往前頂，神經上拉鼻淚管開流鼻涕，同樣脾又反射上百會（腦），頭脹頭暈原因，延腦直接傷。而延腦在下是小腦，腦神經進脊椎內自主神經（連接五臟六腑），外有脊側神經，此與阿茲海默症有相對關係，這是明顯的經轉臟，臟轉百會，百會轉經案例。

結論：再舉一個最典型的由百會的經轉臟案例說明：百日咳（千日咳）之慢性支氣管炎病例，從其肺發出的氣為虛症，肺泡膨脹不全，俗稱肺扁塌，支氣管氣管緊，痰多喉嚨癢咳嗽，再從肺順藤摸瓜找到眉心有撞傷的氣顯像，而這個傷其腦神經又影響其他組織器官，首先前腦有一條腦神經下拉鼻腔內鼻淚管異常分泌之鼻涕症狀，另有一條腦神經下拉氣管支氣管神經緊，氣管支氣管空間縮小彈性不足，上呼吸道進氣降低，導致肺泡氣少之膨脹不全，嚴重成肺扁塌，當肺虛時肺負壓增大橫膈膜往上提，胰臟獲得更大空間造成胰火旺，平衡激素異常痰多之由來，又胰火旺胰脹前頂胃的胃脹氣症狀，腦後的腦神經內拉腎緊的虛症，腎緊而縮小，腎小管呈現沾黏狀，影響電解質回收功能，骨質疏鬆尿泡泡症狀呈現出來，因此一個百日咳之慢性支氣管炎，事實上還有流鼻涕（鼻水），胃脹氣，骨質疏鬆等綜合疾病，其原因卻是來自額頭的撞傷「百會」。然而傷科百種奇奇怪怪傷，原發傷（生產的產道擠壓傷）等，這些傷身體前面的沿經絡或任脈（迷走神經），身體後面的經督脈膀胱經（自主神經），均會傳遞到百會（腦），也就是說頭部傷科同樣會由腦神經，影響至身體內外組織器官形成多種症狀，以上第一二六案例的傷為由下往上傳至百會（腦），第三四五案例是從百會（腦）影響其他臟腑疾病。上述起因至病果臨床上均附合中醫辨證之邏輯思維，這些均不會輸給現代的西醫科學診斷。更神奇的是從百會穴調理全身障礙，例如：運動過度造成橫紋肌溶解症，百會穴與胰臟平衡激素（體制細胞）同時調理其效果快又佳，長高百會穴腦下垂體胰臟的生長激素以及小腸吸收養分，百會穴均有莫大之效用，因此「經轉臟、臟轉經」均匯宗於百會（腦神經）之上下傳遞，這對辨證提供莫大幫助，疑難雜症迎刃而解，老祖宗的智慧對人類的健康幫助是無以與倫比，我輩醫者如何不加以珍惜運用而發揚光大。

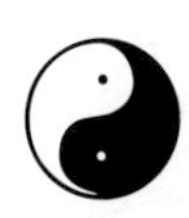

感冒

「感冒」西醫分A型，B型，流感，諾魯病毒等。中醫古文稱「中風」與當今中風意義不同，現今中風為腦血管破裂，引起的腦部疾病。在眼睛稱眼睛中風，脊椎稱脊椎中風，在腎臟稱腎中風，古文風為風邪「感冒」，中了風邪稱「中風」，「傷寒論」第一節太陽病綱要太陽病分類：太陽病，發熱，汗出，惡風，脈緩者，名為中風。「無相氣學」用白話簡單語氣則將感冒（風邪）分十種「肝感冒、膽感冒、心臟感冒、小腸感冒、脾胰感冒、胃感冒、肺感冒、大腸感冒、腎感冒、膀胱感冒」。「感冒」為最常見普通身體疾病之一，有些容易醫治。有些拖很久又造成後遺症，常聽到的是慢性支氣管炎，過去稱百日咳千日咳。甚至引起其他併發症要人命。病毒經風門（鼻腔）入侵身體，首先接觸肺臟，肺臟如有缺口，病毒即入肺形成肺感冒，如果肺氣血功能正常無缺口，病毒轉向心臟，有缺口就進入造成心臟感冒，往下以此類推，有如小偷闖入大樓，哪一個房間門沒鎖，小偷就進入沒鎖房間來偷，也因為如此「感冒」才會造成各種不同症狀出現，「五氣，五竅」此時顯示其功能性，幫助辨證之準確度，否則一個極其普通的「感冒」，卻演

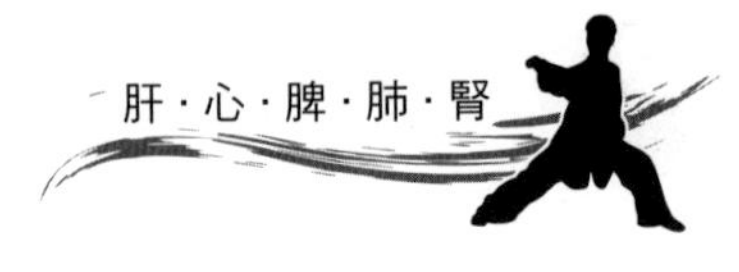

變成慢性疾病的疑難雜症，或是造成人命，對醫者豈不是悲哀矣！感冒發高燒，久治不癒成腦膜炎、熱痙攣而心臟衰竭等案例。因此「感冒」就有詳細探討之必要性。

一、肺感冒症狀；有鼻涕，或鼻涕倒流，鼻塞，有痰咳嗽，乾咳，喉嚨疼痛，頭痛。病毒入侵肺，肺因此肺火旺（發炎），肺一發炎體積膨脹（氣脹），誘發舊傷復發，肺為上焦，氣往上衝，而肺火氣旺擠壓主動脈，腦部血管腫脹，腦血管擠壓旁邊神經，就會有頭痛症狀，如原有舊傷的後腦撞傷，後腦撞到氣往前走，腦脊隨液從鼻淚管溢出即為鼻涕。額頭撞到氣往後走，腦脊隨液從鼻咽管溢出就成鼻涕倒流。鼻翼肺之竅，胸腔或是胸椎擠壓撞傷，就會形成鼻塞現象。胰土五氣屬溼，肺火旺下壓胰土，胰土之溼呈現有痰溼，有痰自主神經感應支氣管絨毛反射，咳嗽將痰液咳出，痰色白，如果肺火很旺右肺氣壓到肝，痰色帶青。乾咳從中醫之表裡來看，肺在裡大腸在表，肺感冒「臟轉經」肺火傳遞至腦神經，再由腦神經佈達到大腸，大腸神經緊反射至喉嚨緊的咳嗽，喉嚨氣管支氣管中空又形如大腸，形意氣表裡這就是中醫奇特之處。如有舊傷是跌坐薦椎擠壓加大腸神經緊，就會有喉嚨疼痛症狀，胎兒在母親子宮時，其姿勢喉嚨剛好對應是薦椎八孔，薦椎八孔擠壓，輕者聲音沙啞，重則喉嚨疼痛。有些肺感冒沒鼻塞鼻涕咳嗽等症狀，病毒卻會入侵扁桃腺的扁桃腺腫脹。

二、大腸感冒症狀；中耳炎便秘，耳分耳朵、外耳、中耳、內耳。耳朵其形狀可細分對應

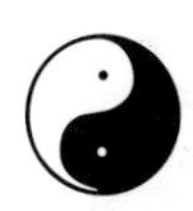

全身臟腑，由耳朵針灸可醫各種疾病，外耳感應膀胱內耳為腎之竅，中耳中空其形似大腸反射為大腸，大腸感冒就會引起中耳炎，設想如果中耳炎是細菌病毒引起的，照道理細菌病毒最先接觸是外耳，而不是中耳它如何會被感染發炎，於理不通。大腸感冒火旺，大腸體積膨脹吸收水分功能異常，糞便乾硬常有羊大便形狀，而體積膨脹影響大腸蠕動不佳，便秘之由來。

三、腎感冒症狀；突發性重聽，內耳為腎之竅，腎感冒反射其竅內耳腫脹，聲音無法進入內耳，半規管耳膜就無法接受音頻震動，聲音不入進而影響聽覺，因此突發性重聽，不治腎感冒，重聽就成永久性傷害，本人就是此案例受害者。也有案例；腎感冒腎臟組織膨脹，腎靜脈進血少，尿就變少引發尿道炎，如只調理尿道炎，沒調理腎感冒，尿道炎就會一再復發。

四、膀胱感冒症狀；法令紋處腫脹，此症經常被誤診為鼻竇炎。五行臉譜鼻頭為土，鼻翼為金，法令紋處為水，內耳為裡腎陰水之竅，法令紋處為陽水之竅，膀胱感冒反射其竅法令紋腫脹，膀胱火旺其組織膨脹，膀胱空間反而變小，也會造成頻尿現象。

五、肝臟感冒症狀；臉頰帶膿的青春痘視力模糊，肝臟感冒肝火旺，體積膨脹先擠壓膽，膽之竅在眼睛，膽被擠壓影響視力模糊。上頂有肺形成右鼻塞，右胸悶症狀。再來肝氣擠胰的胰火，土生金反射至皮膚長青春痘，五行臉譜臉頰為肝之對應區，而肝原有

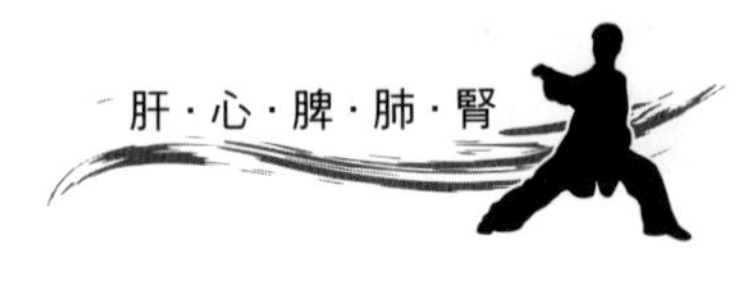

解毒功能，肝火旺毒冒出表來，臉頰帶膿青春痘來自肝臟感冒。

六、膽感冒膽火旺；眼睛紅腫嚴重眼睛腫痛，眼睛為膽之竅，膽感冒反射眼睛，此症狀經常被誤為結膜炎，治不好就稱嚴重結膜炎，其實是不對症。

七、心臟感冒症狀；病毒入侵心臟，心肌腫脹導致心臟橫紋肌張縮遲緩，患者會有心臟無力的感覺。呼吸不順舌頭潰瘍，心臟感冒心火旺，體積膨脹上頂肺，造成肺泡換氣不順之呼吸不順，舌為心之竅，心臟感冒病毒隨之入侵其竅，舌頭潰瘍因在心臟感冒。

八、小腸感冒症狀；喉嚨懸蓉垂腫脹，嚴重懸蓉垂種痛有膿，懸蓉垂為小腸之竅，因此由其竅呈現出來。

九、胃感冒症狀；胃脹氣食慾不振，反射其竅嘴唇腫脹，為感冒胃火旺，體積膨脹胃脹氣食慾不振，脹氣胃空胃酸侵蝕胃壁，造成潰瘍性胃痛，嘴唇為胃土之竅。

十、脾胰臟感冒，土性居中發四方，胰臟感冒症狀最多，輕則如肺感冒，鼻涕鼻塞咳嗽有痰。脾胰感冒脾胰火旺，胰前頂胃，嘴唇紅腫，胃脹氣飢不欲食，食則吐，脹氣胃空胃酸侵蝕胃壁，造成潰瘍性胃痛。上頂肺胸悶呼吸不順，左擠心（右心室）心悶，右擠膽眼睛眼皮緊或紅腫，痰為綠濃色，如胰火沒擠壓膽，痰為胰本色黃，胰尾下壓十二指腸下痢（拉肚子），上吐下瀉西醫稱感染諾魯病毒。脾火旺前頂左心室，如極泉穴（汗腺）緊就會發燒，脾主意，脾火旺反射至頭的頭脹頭暈，脾土剋水，脾壓腎

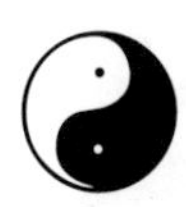

全身骨頭痠軟。如原本有腎萎縮，再加脾壓腎，腎臟縮小血液都在全身細胞，造成全身水腫，少尿或無尿，常會被誤診為尿毒症。也有人為是胃腸問題，疑似川崎氏症等等。有些胰臟感冒沒鼻塞鼻涕咳嗽等症狀，病毒卻會入侵扁桃腺的扁桃腺腫脹，脾火剋水全身無力感，此症狀比較難分出是胰臟感冒。川崎氏症照理來分析即是胰臟感冒一種，最怕是感冒病毒感染到腦引起的腦膜炎，此症狀除了做脾胰感冒殺菌外，需另做腦的殺菌調理，瀉腦火氣從鼻淚管以及枕骨大孔。尚有單純脾臟感冒，症狀；頭脹、頭暈、眼壓高、反胃想吐。脾主意，脾感冒脾火旺，反射到腦的腦脹（頭脹），腦脹腦壓就高，腦壓擠到雙眼成兩眼脹的眼壓高，松果體反射回胃的胃痙攣反胃想吐。

結論；「感冒」是中醫辨證論治之最基礎醫病，看似簡單卻隱藏學問在裡面，有五行臉譜，五氣，五竅，臟腑相互擠壓，表裡陰陽，傷科等等，多少人搞不懂為何感冒會反射至五竅以及五行臉譜，五竅以及五行臉譜為末梢表皮神經之所在，臟腑感冒會藉由神經傳達至腦，再由腦反射到該臟腑之末稍神經，老祖宗歸類各種五行有深層意涵，中醫為何稱辨證而不用診斷，診斷怕武斷誤人性命，辨證就是要綜合各類五行表象，再配合四診心法「望、聞、問、切」辨出真正病因加以治之，如此即有對症下藥，一服見效之功用，現今中醫重內科輕傷

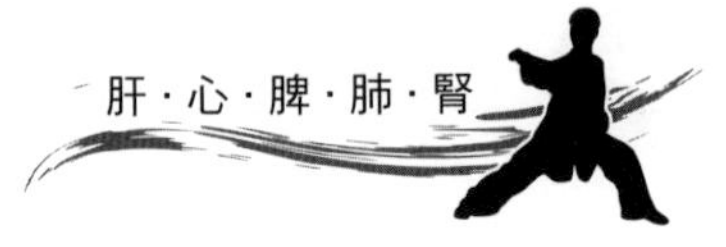

科，辨證論治就會有落差，有時感覺辨證明明無誤，「感冒以及腸病毒」卻是好了又一再復發，最明顯例子就是胰臟感冒，胸椎第五六椎如有撞傷，氣往前衝形成脾胰火旺，就算治好脾胰引起的感冒，沒調傷科，就成燒退了，退了又燒一再反覆情況，百思不解甚至懷疑自己辨證能力。還有患者明明發燒到攝氏38度，卻說身體好冷，是胰臟感冒沒錯，為何會有感覺身體冷，其因就是還有右心房的內傷，右心房（紫宮）內傷排除，靜脈血可以回流，就不會有冷的感覺，再調左心室氣緊點，就會反射到極泉穴（汗腺）而流汗降體溫，當然還有靈擾以及陽宅的外在因素干擾，因此切切勿望中醫是全方位整合辨證，任何一個環節都不能失惚，如果這些全都具備，藥到病除，神醫不就是這樣了。

從中醫傷科探討疾病根源

人身體架構骨骼支撐身體，身體腔內除橫膈膜區分胸腔以及腹腔外，其他器官組織均是一層一層推疊而上來的，如果器官組織排列正常，氣血循環正常，神智亦正常，病從何來？問題是人一出生第一關，產道的擠壓，最常見的案例胸椎肋骨擠壓的黃疸，頭部擠壓，肩胛骨擠壓，如此對身體就造成某些病根。接下來學走路時各種跌坐撞等傷，這些傷害會影響骨骼成長路線，形成胸椎扭曲，脊椎各類型側彎，脊椎下陷，脊椎後凸，這種情況而使臟腑不對稱易位，組織器官氣血循環錯亂，病由此生。成長後長期坐姿不良，造成脊椎變形，各種運動傷害，或意外傷害，組織器官同樣造成氣血不順暢，疾病隨之而來。

「傷科」俗稱內傷，當身體受到來自外在因素之力量時，承受點產生物理性傷害，此一傷害處形成細胞組織發炎，造成氣阻進而該細胞組織代謝不良，中醫稱氣滯或氣淤，發生氣阻時氣往上衝，中醫稱氣逆，上一個組織器官其養分無法順利往下送，養分回堵形成火旺，氣之餘謂之火，下一個組織器官得不到適當養分，呈現營養不良稱虛症。「五行生剋論」運應而生，肺火旺下壓肝，金剋木，肺火左壓心，金反乘於火，肺壓胰，金反盛

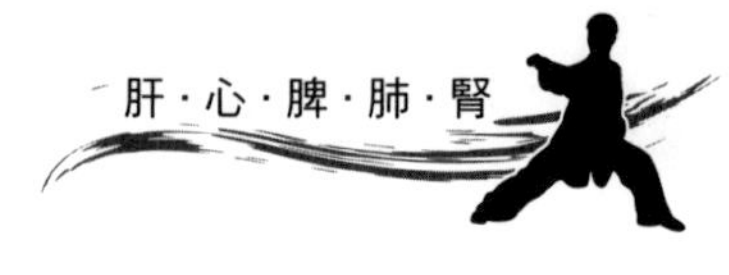

於土。心火旺盛上頂肺，火剋金，心火旺延橫膈膜往右擠到肝，火反盛於木，心火旺後擠脾，脾氣下壓腎，連鎖效應至火反乘於水。脾胰火旺，脾壓腎，土剋水，胰壓小腸，土反盛於火，胰火右擠膽，土反乘於木。肝火旺下壓小腸，木返盛於火，肝左擠胰，木剋土，肝火旺上頂肺，木反乘於金。腎火旺前擠小腸上衝心，水剋火，腎前擠大腸，水反盛於金，腎火上頂脾，水反乘於土。受力點為面，整個器官發炎為實火，氣集中於一點時，器官該點火旺旁邊氣虛，此情況為典型虛火。

「傷科力學」「無相氣學」陳老師無比智慧體驗而出的一套傷科全新思維，於臨床上獲得調理快速復原之相對結果。當身體受到外力撞擊時，撞擊點為受力點，該處細胞組織呈現病變火旺（發炎），而撞擊力道會往後延伸至身體最後面，如同子彈打到前進後出，此一力道前撞留在後面，前組織雖有火（發炎）事實是虛症，後面為實症。後撞留在前面，此為標準內傷型態。如身體由上往下撞，正中撞擊，力道從頭往下經脊椎至尾骶骨。力道從右肩往下撞，肩膀受力身體彎曲，力道經鎖骨肩胛骨轉向脊椎下，而雙腳立於地，力道至腳呈現反彈，小腿脛骨或脊椎反承受最終力道，成年人小腿脛骨骨折或脊椎斷裂。如在發育中小孩成長，其最終承受點氣阻而呈現彎曲成長，或脊椎側彎成長，如同盆栽培育法，脊椎側彎造成內臟異位的氣血循環異常。由上往下跌坐，內傷力道由下往上衝，尾骶撞到導致骨凹陷或側彎，撞擊力道延脊椎再往上衝，然而脊椎頸椎可彎曲，又頭部有重量，由於跌坐輕重以及當時瞬間姿勢不同，頸椎或脊椎形成不同程度傷害，頸椎擠壓或側移，腦脊椎液回堵於腦，造成腦興奮影響睡眠品質，胸椎擠壓或側彎，同樣造成腦興奮不易入睡，尚有鼻塞，肩頸肌肉緊，左右肺吸氣不均勻，膀胱火等症狀。尾骶骨凹陷，氣衝頭頂心，馬尾神經往上下拉緊，導致後腦神經緊，肩胛骨緊，下拉兩小腿肚緊，發作時會抽筋，小朋友成長成身體粗短，腿長之不對稱骨架，嚴重馬尾神經往上越過頭頂往下內拉肺緊的吸不上氣，呼吸短促，如果重心有偏移，尾骶骨呈現彎曲會反射至鼻中膈彎曲。腳踩滑人往後仰倒，後腦撞地，氣往前衝，腦脊椎液從鼻淚管溢出，鼻涕也，嚴重為腦震盪、失憶症、頭痛、頭暈、噁心、厭食、嘔吐、耳鳴、失眠、注意力不集中、反應遲鈍等症狀，更嚴重成植物人。各種跌坐傷往後尚有詳細說明。

結論；脊椎中間自主神經連接五臟六腑，中醫稱督脈，胸骨柄迷走神經亦連接五臟六腑，在中醫為任脈，任何外傷不只皮肉撕裂傷，骨頭斷裂或粉碎性骨折，撞擊處形成氣逆，氣衝，氣阻等情況，其撞擊力道會延伸，再者受力點神經會呈現凹凸，類似ㄑ型之上下拉扯，從脊側神經，自主神經，腦神經，迷走神經，顏面神經，三叉神經，耳後神經，周邊神經，馬尾神經，進而影響臟腑功能運作異常，中醫以經絡穴道標明，因為這些傷害不只影響生理功能，甚至影響精神意識層面，由此可見絕大多數疾病來自傷科引起的，中醫忽略傷科，普通疾病也成為疑難雜症，口吃、胃食道逆流、頻尿漏尿、早洩、濕疹乾癬牛皮癬等，就是最好例子。因此個人認為培育中醫師應由傷科為基礎，了解傷科對臟腑陰陽五行就有所理解，解除過去只能意會揣測之學習態度，何謂上病下治，下病上醫，左病右治，右病左醫，經轉臟，臟轉經等，全了然於胸，辨證論治準確，翻轉醫學奈何之。

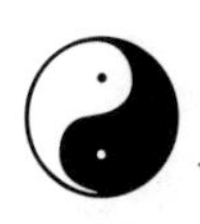

傷科與疾病

「傷科」此乃一門頗深學問，從外力傷害起產生的物理走向，力道延伸物理特性，骨架變形臟腑錯位，另由經絡（神經）影響臟腑功能異常，交感神經副交感神經錯亂，中醫稱陰陽顛倒，器官組織代謝異常，其內化學組成數據就會呈現異常數字，又新傷蓋舊傷，新傷排除下一個舊傷即成為新傷，這些演化如同戲曲般一齣又一齣呈現出來。好戲在後頭，先從下往上談「傷科與疾病」。

腳踝、小腿、大腿；腳掌骨腳踝懷關節、小腿、膝關節，以及髖關節等撞到或扭傷，患處發炎腫脹，一般忽略腿腳上尚有足少陽膽經，足陽明胃經，足厥陰肝經，足少陰腎經，足太陽膀胱經，足太陰脾經。不同患處影響不同經絡病。舉例；足陽明胃經路線受傷，胃火旺。足厥陰肝經路線受傷，反射至肝成虛症（緊），足少陰腎經呈現腎火。足太陰脾經路線受傷，脾虛胃火旺。足太陽膀胱經路線受傷，膀胱虛小腸火旺。足少陰腎經路線受傷，腎虛心火旺。足少陽膽經路線受傷，膽虛大腸火，雖是病狀亦是一陰（虛）一陽（實），不同之處在其陰陽為虛實，非臟腑之陰陽。此為典型「經轉臟」案例。小腿脛骨撞傷會反射至鼻樑，形成鼻樑的鼻塞，註解：人體有三條龍，河洛話鼻樑骨稱鼻龍，脊椎為龍骨，小腿脛骨叫腳鼻龍，這三處會有相互反射效應，脛骨反射至鼻樑，脊椎彎曲鼻樑骨隨著彎曲。大腿拐到，髖關節韌帶走位，不只髖關節痠痛，連帶將骨盆帶歪形成骨盆歪斜，也是子宮肌瘤、卵巢囊腫、疝氣的原因之一。

尾骶骨：「尾骶骨凹陷」，嚴重症狀氣衝頭頂心，後腦緊、肩胛骨緊、兩小腿肚緊，發作時會抽筋。註解：「尾骶骨」為督脈末端，凹陷督脈氣於此受阻，氣回衝至頭頂心，彎曲連帶將馬尾神經往前拉，馬尾神經延脊側神經往上拉至後腦，導致肩胛骨以及後腦神經緊，患者走路頭不自主往後仰，此情形最怕加上腦主動脈瘤併發症，兩症併發腦主動脈瘤破裂無救，馬尾神經下拉小腿肚緊，發作時就會抽筋。「尾骶骨彎曲」一般有彎曲均會還有凹陷情況發生，除有上述症狀外，鼻中膈也會彎曲，脊椎末端為尾骶骨，脊椎為龍骨，鼻樑為鼻龍骨，兩者氣相互對應，鼻中膈恰是尾骶骨反射點，尾骶骨彎曲鼻中膈隨著彎曲，還有一條腦神經被忽視，這是由馬尾神經延脊側由下往上拉，過頭頂再從前往下拉，內拉到肺緊，造成呼吸短促，有如氣喘症狀。

「骨盆，薦椎」兩者幾乎為一體，跌坐傷會導致骨盆歪斜，薦椎歪斜骨盆跟著歪斜，骨盆歪斜下腹部隨之歪斜，骼內動脈形成扭曲，供血左右不均，如下腹部左凸右凹，腰椎左側得養分多長骨刺機率高，左邊卵巢供血過多，左邊卵巢囊腫或巧克力囊腫容易發生，左邊子宮肌瘤雷同。如下腹部右凸左凹，腰椎右側，右邊卵巢囊腫巧克力囊腫，右邊子宮肌瘤，而大腸降結腸在下腹部左側，如遇常有便秘患者，糞便淤積於降結腸容易造成疝氣。薦椎左右有四孔，簡稱薦椎八孔，胎兒在母親子宮時，其姿勢喉嚨正對著薦椎八孔，兩者有對應關係，八孔擠壓喉嚨緊，重則聲音沙啞，如果有大腸神經緊，兩者併發會喉嚨痛，喉癌患者幾乎均有薦椎八孔嚴重擠壓情況，另一種薦椎第四或第五椎擠壓，這會壓迫坐骨神經的坐骨神經痛。恥骨前凸或下陷（前撞或是後撞）均會拉扯尿道副交感神經興奮，尿道括約肌鬆弛，早洩、頻尿、漏尿、尿不乾淨症狀，有人一笑就漏尿，常見男性公廁標語「向前跨一步，文明大進步」，結果地上還是一片濕尿，可見此類患者不少，關也關不住也，此傷前狀或後撞，薦椎第一或二椎的神經，會影響膝關節的氣阻，輕者膝蓋無力感，重者雙膝蓋腫痛，雙腳板麻。如撞到的是恥骨聯合右側，神經將尺骨往前拉，腳稍微移動就會疼痛，無力感。

腰椎：提重物用力閃失造成腰椎扭曲，俗稱閃到。跌坐傷造成腰椎擠壓，下陷或後凸，影響自主神經傳遞異常，中醫解釋督脈氣阻。腰椎第一二椎下陷氣阻，小腸火肚子大，大腸虛症稀便，嚴重拉肚子；後凸氣阻，小腸虛大腸火。第三椎以下擠壓或下陷，大腸火容易便秘，大腸火氣壓腎造成腎虛；腰椎扭曲會有腰痠症狀，其他上面已有陳述。註解：腎虛有幾種情況，腎臟縮小，腎小管容易沾黏，電解質回收錯亂，尿泡泡多，骨質疏

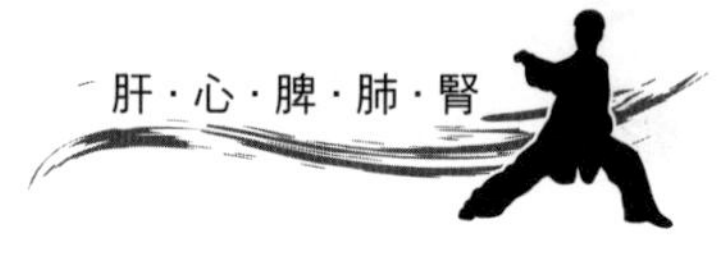

鬆。腎臟縮小，腎靜脈血入腎臟少，血液大多囤積於全身細胞，血液水份因而滲透入細胞組織，細胞組織膨脹，依腎臟縮小程度不同，在腳成腳水腫亦稱腳氣腫，如在全身為全身脹氣虛胖也，亦是高血壓原因之一，高血壓調理腎擴張，血壓馬上降，再者腎臟縮小（老化）腎小盞形成擠壓，掉髮原因之一，常見於年紀大頭髮稀鬆。

手部：肩關節、上手臂、肘關節、小手臂、腕關節、手掌、掌指關節、手指頭等。身體所有關節有特殊對應器官，「關節通心，心通山跟」，當關節受傷時，心臟會緊呼吸淺，反射至鼻樑的鼻塞，鼻塞還有有胸部傷引起鼻翼的鼻塞，小腿脛骨傷引起的鼻梁的鼻塞，身體側撞形成肩關節，肘關節異位如另有胰臟傷，有可能造成關節腔滑液囊分溢異常，手臂小手臂有如水帶狀症狀，這些可說是不致命的疑難雜症。小手臂內有尺骨與橈骨，如果橈骨有撞到，形成橈骨頭部異位，就會拉扯肘關節神經，某個角度肘關節會疼痛，此種症狀稱網球肘。手部引起的經絡病有：手太陰肺經路線受傷，肺虛腎火旺。手太陽小腸經路線受傷，小腸虛肝火旺；手陽明大腸經路線受傷，大腸虛小腸火旺。手厥陰心包經路線受傷，左心室虛肺火旺。手少陽三焦經路線受傷，脾胰虛膽火旺；手少陰路線受傷，心虛胃火旺。老祖宗規劃十二條經絡，任督兩脈，奇經八脈有一定之意義，不可等閒視之。

胸椎：「第十二椎」擠壓或下陷、小腸火肝虛、母虛子旺。「第十一椎」腎火心虛、

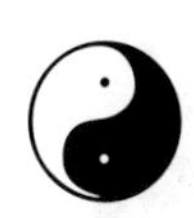

水剋火。「第十椎」大腸火小腸虛、金反乘於火。「第九椎」下實上虛、胃、小腸、大腸、膀胱、女性子宮、腎等為實症，肝膽、脾胰、心臟、肺等虛症，氣過度往下送，於中焦成分界線，此類患者大部份為上半身短下半身長，頭輕腳重。「第八椎」上實下虛，肝膽，脾胰，心臟，肺等為實症，胃，小腸，大腸，膀胱，女性子宮，腎等為虛症，下行氣阻於此，下半身得不到正常養分，此類患者大部份上半身長下半身短，頭重腳輕。「第七椎」前撞胃虛，後撞氣沖胃，胃脹氣，食慾不振，飯後胃有顛刺感。「第六椎」後撞氣衝胰正中形成胰火旺，導致胰臟內分泌體制細胞（平衡激素）錯亂，鈉鉀離子通透不均勻，皮膚癢，如胰火嚴重擠到膽會眼睛癢，又胰火旺前頂胃，造成胃脹氣，胰五氣屬濕，火旺有些狀況成濕疹，平衡激素錯亂病發處癢，此椎扭曲如是左前右後形成胰臟前實後虛，蕁麻疹之由來。前撞胰虛，胰虛皮膚乾裂，形成異位性皮膚炎，平衡激素錯亂皮膚癢，嚴重胰島素虛的糖尿病；「第五椎」氣衝胰上方，口臭，胰火有痰，痰原本是肺泡與肺泡間潤滑液，胰臟內分泌體制細胞（平衡激素）管控其量，錯亂分泌過量即成為痰，中醫胰土五氣屬濕，可能也是此道理，土性居中發四方，此傷亦會影響生長激素，青春痘小朋友提早發育，如果已成年生長板已關，不再長高就會長胖。如脾胰均旺，身體燥熱，異常流汗或手汗腳汗，頭脹頭暈，脾火旺下壓腎，輕壓為腎上腺，小朋友會異常長鬍鬚，重壓就成為腎水腫，也有胰火旺反而抑制平衡激素形成口乾舌燥症狀，主要看脾胰火旺的程度，有上

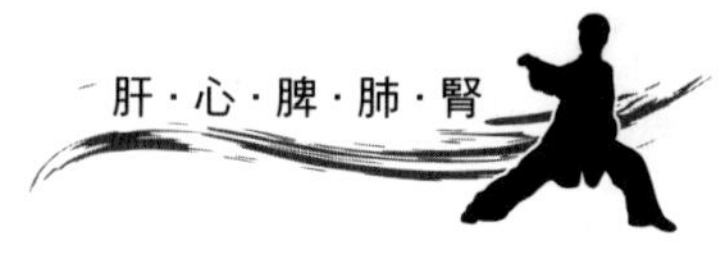

述不同症狀。「第四椎」腦脊髓液回堵於腦的淺眠，後撞鼻塞，胸部發育異常（乳房過大），對於幼兒女性也是提早發育，大人則會胸部脹，嚴重會脹痛、肺火、膀胱虛。前撞反之胸部小的發育不良、淺眠、鼻塞、肩頸肌肉緊、胸悶、肺虛、膀胱火。「第一、二、三椎」腦脊髓液回堵於腦的腦興奮，嚴重程度不同有不好睡、淺眠、失眠等不同症狀，前撞鼻塞（鼻翼），肩頸肌肉緊、肺虛、膀胱火，第三椎剛好對齊前胸的華蓋穴，人華麗的蓋子即指頭髮，華蓋穴前撞，會有掉髮現象，嚴重會成禿頭，後撞滑蓋穴火旺，症狀有淺眠，鼻塞，肩頸肌肉緊，肺實，代謝過度的掉髮，膀胱虛。第二椎前為璇璣穴（此穴為轉動神經穴位），雖是後撞但內傷在前面，仍會有暈眩症狀，而第一椎前面為天突穴（此穴為頸椎穴位），前撞鼻塞，肩頸肌肉緊，肺虛，膀胱火，後撞則成肺實，膀胱虛，而前後撞均會脖子緊情況發生，如果有側彎情形，除上述症狀外，下頷骨會呈現寬大形狀。如是擠壓情形，腦脊髓液大量回堵於腦部，腦組織獲得過多養分，呈現大頭症狀。「胸椎扭曲」，椎前升主動脈隨著扭曲變形，導致供血不均，身體呈現一邊冷一邊熱症狀，於腦部，胸椎往左扭左腦脹左眼脹，右腦虛，嚴重發生腦瘤機率高，往右扭則反之。胸部左凸右凹（背部右凸左凹），症狀右鼻塞，心臟三尖瓣閉鎖不全（橫膈膜將心臟往右前扭引起的），而三尖瓣形似三條路，此症心理遇事無果斷力，舉棋不定。胸部右凸左凹（背部左凸右凹），症狀左鼻塞，心臟二尖瓣閉鎖不全（橫膈膜將心臟往左後扭引起的），心臟二

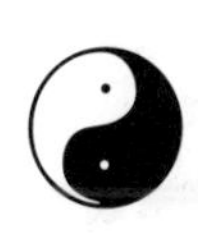

尖辦三尖辦脫垂是最容易調理根治的，因為所有臟腑只有心臟是被固定的，來自橫膈膜固定，調理胸椎扭曲橫膈膜連帶心臟跟著回正。

腹部腰部內傷：大腸部位前面撞傷，發作時大腸神經緊反射至喉嚨癢，如再有薦椎擠壓併發成喉嚨痛症狀。不同點的氣緊會影響腎臟不同功能病變，金不能生水，影響到腎上腺素，類風溼性關節炎（虛症）。影響到腎絲球，痛風（實症）。另一個角度前撞內傷力道在背後，受影響的還是在腎臟；小腸部位氣阻影響小腸乳糜管吸收養分吃不胖，曲骨穴（恥骨）撞頻尿漏尿早洩。「任脈路線」中極穴撞心室中膈緊，男性陽具不舉，關元穴撞心虛，石門穴撞長不高，氣海穴撞男性陽具氣不足挺而不硬，陰交穴撞肺虛（肺泡交換氣體不良），神闕穴撞肝虛，水分穴撞膀胱火，下脘穴撞胃縱向肌蠕動不佳，建理穴撞此穴需看還有沒有其他傷病發，建理穴其意為建設正確道路，如與頭部同時受傷，就會有神經錯亂症狀，與肝同時受傷影響膽汁分泌乎多乎少，與小腸同時受傷異常肥胖，因此無法確實描述真症狀，中脘穴撞胃橫向肌蠕動不佳，上脘穴撞胃斜向肌蠕動不佳，巨闕穴撞膽火旺眼壓高，神闕穴位置在肚臍眼，闕為窗之意，巨闕穴眼睛也，不同日月穴是本穴是看靈擾。

胸部內傷；「右胸橫膈膜下內傷」前面撞到症狀，右鼻塞，右胸之竅右鼻翼，右胸悶右胸氣阻引起的換氣不順，肝虛容易疲累，後撞成肝火旺，容易長疔瘡癰，如在膽處反

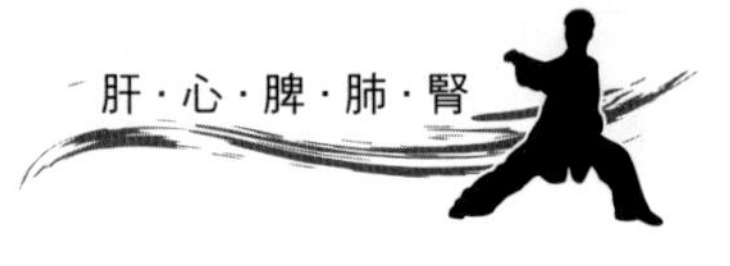

射至眼睛的視力模糊，酸澀感，流眼油。由背後撞成膽火旺，輕則眼睛紅腫，重則像結膜炎種痛。「右胸橫膈膜上內傷」，症狀右鼻塞，右胸悶。「左上胸」症狀，左鼻塞，左胸悶，後撞內傷在前面，該處神經緊呈現神經節結緊的腫脹，有時會被誤診為乳房囊腫。「左心房撞傷」症狀，左鼻塞，心臟肥大，舌繫帶短的口吃，傷脾上方頭脹頭暈。註解：心肌被撞後呈現橫紋肌鬆弛，非真正心臟有脂肪的肥大，心之竅在舌，左心房撞傷會反射到舌繫帶神經緊的舌繫帶變短，講話結結巴巴，脾主意，脾上方反射到頭，氣衝頭引起頭脹，脹氣壓到內耳半規管移位，拉扯前庭神經引起的暈眩或頭暈。「右心房撞傷」症狀，左鼻塞，心臟肥大，四肢冰冷或冰涼，胃虛寒嚴重會成胃痛。註解：右心房鬆弛呈現彈性不足，靜脈血回流到右心房少，靜脈血在末梢血管，導致四肢冰冷或涼，右心房為胃之母，右心房虛，母虛子虛，胃靜脈血多動脈血少，有時光呼吸就感覺胃涼涼的，此為胃虛寒症，胃無足夠氧分呈現胃壁薄，胃酸容易侵蝕胃壁，造成潰瘍性胃痛。「右心室撞傷」症狀，左鼻塞，心臟肥大，舌繫帶長的大舌頭。註解：舌為心之竅，右心室會使舌繫帶鬆弛之舌繫帶變長，講話拖很長才能再講下一句話，也可以解釋左心房為其交感身經興奮緊，舌繫帶變短，右心室為其副交感神經興奮鬆弛，舌繫帶變長。「左心室撞傷」症狀；左鼻塞，心臟肥大，手汗腳汗或其他部位異常流汗。註解：左心室前撞到，內傷力道在脾的脾火旺，脾火體積膨脹反擠壓左心室，左心室血液加速往主動脈至全身，身體呈現燥

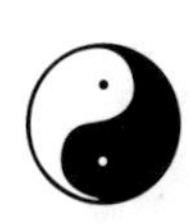

熱，異常流汗手汗腳汗，中醫稱汗為血之餘是有道理的，子宮屬土，脾傷連帶影響子宮的旺，子宮內膜厚，月事來時子宮內膜不易脫落，子宮異常絞痛，經量多又長，有些會呈現赤白帶。後撞症狀：左鼻塞、心臟肥大實症、燥熱、手汗腳汗、而脾直接傷，脾主意反射到頭的頭脹暈眩，影響子宮動脈血少成虛症，重則受精卵不易著床的不孕症，輕則白帶多。脾臟為紅髓與白髓所組成，脾傷影響紅髓功能血紅素製造，貧血性暈眩，「脾臟為指揮器官，骨髓為血球製造工場」，脾臟由白髓與紅髓所組成，不管是脾臟本身撞擊或是反射所造成的傷害，均會使脾臟功能異常，白血球或紅血球、血紅素、血小板等或多或少的異常數量，以及影響子宮月經量的多寡，例如：白血病、地中海貧血、血紅素過低等症狀發生，影響到血小板皮膚紅斑機率高，然而不管是前撞或事後撞，脾臟與子宮連線的經筋（肌肉韌帶），前撞是繃緊，後撞是拉緊，都會使左下腹部緊的拉痛感，嚴重子宮緊縮成一小坨，甚至被懷疑子宮癌症。「胸口撞傷」症狀，鼻塞、胸悶、胰胃虛、胰上方生長激素虛、胰中間胰島素虛皮膚癢、胰下方異位性皮膚炎、乾癬、牛皮癬、全身性魚鱗癬。註解：撞擊有點的撞擊傷，有面的撞擊傷，如撞到桌角為點之傷，撞到桌沿為面之傷，胸口為中州，前撞氣往內縮，氣往上下衝的頭脹，膀胱脹，上拉到肺緊，呼吸不順的胸悶，胃氣往內縮影響胃蠕動不佳，飯後胃不舒服，胃虛也，胰內分泌有生長激素，胰島素，體制細胞（平衡激素），S細胞（抑制激素）。撞到胰上方影響生長激素功能，前撞長不高，

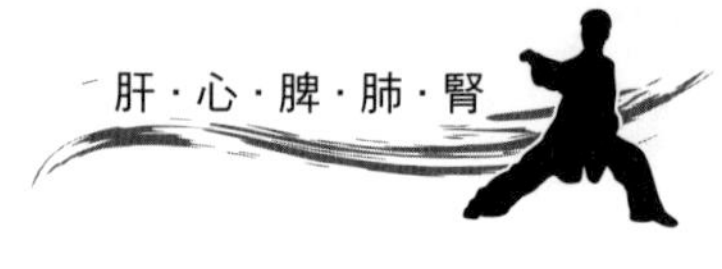

後撞長不停，撞到胰中間影響胰島素虛，平衡激素鈉鉀離子通透錯亂的皮膚癢，胰島素虛糖尿病原因之一，胰臟被撞形成胰虛，胰五氣屬濕，肺主皮毛五氣屬燥，土生金，胰土虛金也虛，土不能生金，皮膚之燥性顯現出，點撞的成局部異位性皮膚炎或乾癬，面撞的成大部位異位性皮膚炎或乾癬，嚴重成牛皮癬，更嚴重成全身性乾癬，魚鱗癬，有些是長期彎腰坐姿不良所引起的，藥物只能短期止癢，傷科調理方能根治，胰虛嚴重也會造成胰島素虛的糖尿病，胸口傷一般位置在鳩尾穴中庭穴，鳩尾穴為前庭神經穴位，此傷會有頭暈現象。「胸骨柄撞傷」任脈路線，「膻中穴玉堂穴撞」症狀鼻塞，胸悶，此膻中穴前面白天為元神所在，古代兩軍作戰，中壇元帥居中為部隊精神中心，於人體壇土字旁改肉（月）字旁，膻中穴位置撞傷元神往內縮，沒信心不喜與陌生人交往，玉堂穴與乳中穴平行，玉堂穴被撞氣內縮拉扯乳中穴，女性乳房發育不良。「紫宮穴撞」症狀右心房虛，手腳冰冷，右心房靜脈血色紫，宮為大房間之意當然非右心室，紫宮穴指的是右心房名詞，而跑步人往前撲倒，胸骨柄造成下陷的漏斗胸，症狀要看其嚴重程度差異頗大，雞胸是背後胸椎撞擊，內傷力道往前衝擊而來的。「華蓋穴撞」不好睡或淺眠，鼻塞，胸悶呼吸淺，人華麗的蓋子指就是頭髮，因此發作時會掉髮，肩頸肌肉緊，膀胱火，此穴不管前後撞，胸椎第三椎形成氣阻，腦脊髓液回堵於腦，造成腦興奮想東想西，不易入眠，又靠近上呼吸道，華蓋穴氣阻剛一吸氣就受阻，所以胸悶呼吸淺，胸椎第三椎氣阻，肩頸神經受

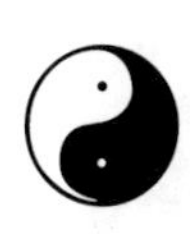

拉扯，因此肩頸肌肉緊，腦脊髓液一邊堵形成肺虛，一邊衝膀胱成火旺，如同擠壓水管，形成水壓高的水柱。而華蓋穴為形容詞，此穴前撞發作時會掉髮，嚴重成禿頭症狀。後撞：華蓋穴氣旺同樣有淺眠、鼻塞、肩頸肌肉緊、肺實、膀胱虛等症狀，而其掉髮為頭髮過度代謝而來的，前撞為虛症後撞為實症。「璇機穴撞」症狀：不好睡、鼻塞、肩頸肌肉緊、胸悶呼吸淺、膀胱火（以上物理原理與胸椎氣阻同）、暈眩、耳鳴。璇璣為古代觀天儀可上下左右轉動，為頸椎動詞，璇璣穴受傷，頸神經無法轉動，往上拉道內耳神經，耳鼓膜緊的耳鳴，拉到前庭神經（平衡神經）就會暈眩或頭暈。「天突穴」症狀與璇璣穴雷同，不同是不會暈眩會脖子緊，此穴的天指的是頭，往天有突出物為頸椎，天梯也指的是頸椎。右胸側撞；撞擊力道由右往左胸擠壓，形成左鼻塞，肝虛心火旺，肝虛容易疲累，心火旺全身燥熱，手腳心發熱，心火旺，心壓脾，脾主意，由脾反射到松果體的躁鬱，缺乏安全感。右肩側撞症狀左鼻塞，肺右虛左實。左胸側撞，撞擊力道由右往右胸擠壓，症狀右鼻塞，心虛肝火旺，心虛手腳冰涼，肝火容易長疔瘡癰，心臟翹角擠壓胃賁門造成胃食道逆流。

「頸椎撞傷」第六七椎撞到症狀：不好睡、心悸、前撞頸椎後移、甲狀腺被往後拉功能異常、後撞甲狀腺被往前推、功能異常甲狀腺腫大、關節通心、心通山根、頸椎關節反射到心的心悸。「第四五椎撞傷」症狀：不好睡、心悸、前撞喉結扁吞口水覺得喉嚨卡

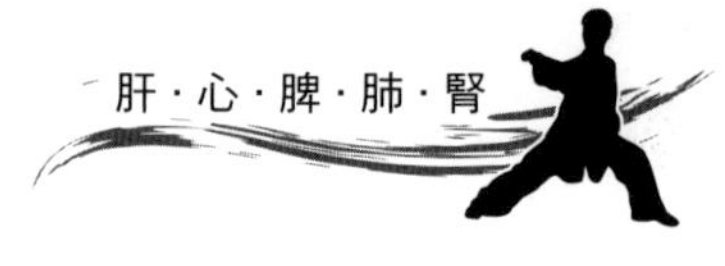

卡的、甲狀腺緊、前撞喉結凸甲狀腺腫、心悸。「第二三椎撞」症狀：不好睡、心悸、前撞甲狀腺緊眼睛凸、後撞神經拉到小腦緊，而第三椎剛好是廉泉穴位置，此穴撞到還會有胸大肌緊以及胸悶症狀。第一椎（環椎）撞到症狀：不好睡、心悸，前撞氣往後拉下巴下陷（戽斗），後撞氣往前推下巴凸，此椎前後撞均會傷小腦，前撞小腦興奮，手腳特別靈活，適合練此類特技，又小腦形似脾，因此也會影響脾臟功能，前撞脾火旺。後撞脾虛，小腦緊容易患帕金氏症，如果再加上督俞有撞擊傷僵直性脊椎炎機率大增，小腦神經會沿脊側神經至馬尾神經將脊椎拉緊，督俞為元神進入督脈亦可說是自主神經，兩條內外神經全拉緊的話，就有可能形成僵直性脊椎炎。「頸椎扭曲以及移位」；所有腦神經以及血管到頸椎時成集中型態，頸椎扭曲或移位有如動一髮而動全身來形容，除上面陳述症狀外，頸椎往右扭左側頸動脈被拉扁，左腦供氧不足的左腦虛症，左腦涼涼感，左眼視力不佳，左耳鳴，記憶力衰退，影響三叉神經，容易患牙周病，神經內拉心緊的夾心症，忽冷忽熱，呼吸急促，神經後拉左腎上腺緊功能不佳等症狀，右腦供養過多，右腦脹，右眼壓高，好動閒不住等症狀。頸椎往左扭右頸動脈被拉扁，右腦涼涼感，運動神經衰弱，右眼視力不佳，右耳鳴，神經內拉肝緊的虛火脂肪肝，神經後拉右腎上腺緊的功能不佳等症狀，左腦供養過多，左腦脹，左眼壓高，記憶力強等症狀。頸椎往左移頭右偏，往右移頭左偏，血管引起的問題同上，最重要的這是腦腫瘤發生原因。

「頭部撞傷」有些人說我頭頂心涼涼的，我上額頭涼涼的，後腦涼涼的，頭右側，頭左側等等類似症狀，這些均是頭受到撞擊後，腦移動造成患部供血不足現象。「鼻頭後腦撞傷」，內傷在鼻頭首先傷延腦，鼻頭大或鼻竇炎（要看撞擊力道輕重），鼻子過敏癢打噴嚏，鼻塞流鼻水，延腦會反射到心臟的心虛，手腳涼涼感。鼻頭前撞，鼻子過敏癢打噴嚏，鼻塞流鼻水，內傷力道在延腦，鼻頭扁平，延腦火旺反射至心火，全身燥熱，又鼻頭五行臉譜反射於脾臟，鼻頭撞到脾火旺，焦慮容易發脾氣，前撞或是後撞兩種情況也會容易患帕金氏症。山根前撞，山根通心心虛症，眼睛下陷影響視力，嚴重形成弱視（眼球後退視神經擠壓或折疊），耳鳴（內耳神經受拉扯）。山根後腦撞到，眼睛凸，心火旺，耳鳴。「印堂（兩眉中間）前撞」，撞擊當下會暈眩，印堂（眉心）淺層為篩板，篩板為嗅覺神經，前撞篩板往內擠壓，就會影響嗅覺功能。深層為腦下垂體，前撞腦下垂體虛，反射至胰臟生長激素虛，影響發育長不高，神經後下拉腰椎下陷，形成大腸火腎虛症狀。印堂後腦撞傷，撞擊當下會暈眩，腦下垂體旺，反射至胰臟生長激素異常成長（長人症），神經下拉腰椎後凸，造成大腸虛（稀便或拉肚子）腎火旺。頭部右側撞，內傷壓力在左腦，形成左眼壓高，左耳鳴。頭部左側撞內傷壓力在右腦，右眼壓高，右耳鳴。右額頭撞到，腦右額葉氣脹壓到運動區，小朋友稱好動，大人叫閑不住一天到晚忙東忙西，嚴重一點神經拉到右肩鎖骨上翹的右肩膀痠痛，另一條神經內拉肝緊的肝虛火，肝緊肝脂肪被擠

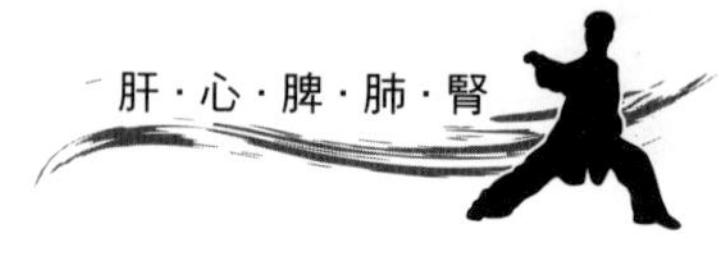

壓而出形成脂肪肝，更嚴重還會有再一條神經下拉大腸升結腸緊的蠕動不佳，容易便秘，此症不容易切診，因為糞便集中在升結腸，而降結腸無糞便，後腦神經內拉腎小管緊的沾粘，影響電解質回收功能，下半身骨質疏鬆，尿泡泡。左額頭撞到，神經後拉左背緊，神經下拉左邊三叉神經緊，下巴偏左，咬合不正，夜磨牙，有些會拉到內顎神經緊，甚至內顎神經痛，有些神經會下拉左手拇指食指緊，嚴重一點另一條神經拉到頸椎一椎左移，頭右偏，更嚴重另一條神經內拉心緊的夾心症（忽冷忽熱），有如水袋吊高水帶呈現狹長型，此症需再調心室中膈神經。額頭撞到，腦壓脹眼壓高，腦脊髓液從鼻咽管出的鼻涕倒流，後撞腦脊髓液從鼻淚管出的鼻涕。左額頭靠中間撞倒，右背緊，前腦神經下拉右邊三叉神緊，下巴偏右的咬合不正，嚴重右內顎神經痛。上額頭撞到，除鼻涕或鼻涕倒流外，神經下拉雙手指緊，嚴重前手臂神經緊的後五十肩，後撞為前五十肩。上額頭髮際處撞到還增加神經內拉胰臟緊的胰島素虛糖尿病，交叉神經後下拉肛門神經的痔瘡，嚴重前延迷走神經下拉的內痔。額頭前撞重肌肉無力症，左額頭的前撞成左半邊臉的臉部肌肉下垂，右額頭的前撞成右半邊臉的臉部肌肉下垂，點的撞擊有時成小局部之症狀，只有眼皮下垂的最明顯。由後腦撞擊卻形成顏面神經麻痺，此乃交感神經與副交感神經之差異，交感神經（後撞）呈現麻痺現象，如是發生於眼瞼，就會睡覺張眼睛（眼瞼無法閉合）。副交感神經（前撞）反之肌肉呈現鬆弛無力狀態的鬆垮。額頭中間偏左撞到，神經內拉大腸降結腸

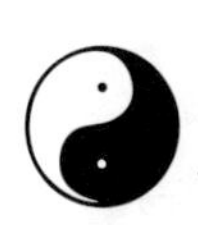

蠕動不佳的便秘，糞便長期淤積於降結腸，會導致疝氣疾病，如果影響到松果體，就會有自律神經問題發生。由此即了解「從百會穴談經轉臟，臟轉經之含意」，頭部的傷會造成太多意想不到的疾病。

物理特性：撞擊點不同位置就會有不同症狀，當然包括輕重不同。就「胰臟」而言，為什麼有不同位置的異位性皮膚炎、乾癬、濕疹，就是胰臟不同點撞到反射部位也不同的局部性症狀，後撞形成胰火旺，胰臟組織膨脹，上頂肺呼吸不順的吸氣淺。前頂胃造成胃脹氣、濕疹、痰多，如在胰頭就會擠到心臟右心室，呼吸窘困。在胰尾又擠膽反射到眼睛，視力模糊或眼睛紅腫，壓力擠到肝長青春痘。如胰尾過度膨脹就會下壓十二指腸引起下痢。也會影響到生長激素過度成長，如已成年生長板已關則發胖。平衡激素（體制細胞）最明顯是眼睛癢皮膚癢，然而身體所有腺體均屬土，因此平衡激素一錯亂會有不可預測問題發生。胰臟前撞造成本臟虛症，在生長激素會發育不良，怎麼吃都吃不胖。胰島素虛發生糖尿病，平衡激素如同上面陳述，胰脂酶虛（不足）血管容易栓塞。「脾臟」上一點頭脹頭暈，中間會前擠左心室的手汗或手腳汗，後腦或背部的異常流汗，下一點影響到子宮的寒症，白帶或赤白帶，受精卵不易著床的不孕症，月經量異常，男性為陽具充血不足的舉而不堅。而「脾臟」由紅髓與白髓所組成，撞擊輕重會造成血紅素或白血球數量異常，後撞紅血球偏低的貧血，嚴重地中海貧血（一般發生在幼兒時期的跌撞傷居多），白

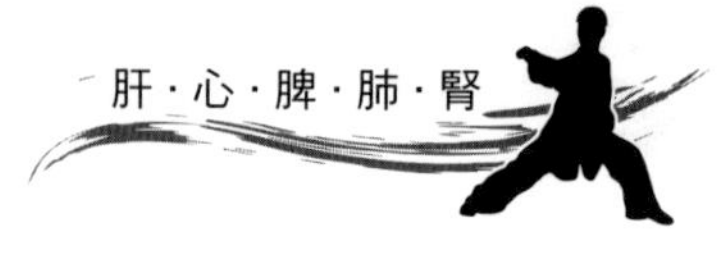

血球偏低，前撞成白血球過高的血癌，精神方面前撞脾火旺焦慮，尤其產前焦慮症最容易發生。土性居中發四方，因此脾胰的問題一發生，就會引發最多的併發症，而有一點奇怪的是經常發現，左下背部的撞擊點不只影響脾臟，在闊背肌裡層會影響到腹內斜肌，再影響到子宮橫紋肌神經結緊縮成一團，從左下腹部就可摸到，可能是中醫傷科所謂的經筋，但是經筋與臟腑又不相交，「氣」確明顯示其走向是如此路線，於中西醫理論無法解釋，此症有時嚴重會痛到翻滾，也常被西醫診斷為子宮癌症。「心臟」右心房撞傷，右心房橫紋肌鬆弛的心臟肥大，右心房彈性鬆軟影響靜脈血回流，靜脈血大部分都在身體其他器官組織，靜脈血無動能因此會有手腳冰冷症狀，又右心房為胃之母，右心房虛胃跟著虛胃寒症由來，胃動脈血少潰瘍性胃痛隨著發生，右心室傷反射到舌繫帶變長的大舌頭，左心房傷反射到舌繫帶變短的口吃，動脈血流速快，左心室傷左心室空間變小，動脈血不停往外送，全身燥熱，手汗腳汗等的異常流汗，再者橫紋肌撞傷除會肌肉鬆弛外，長久累積肌肉會形成纖維化，西醫稱心肌梗塞。心臟不同部位撞傷，形成部位肥大的肌肉鬆弛，進而造成心臟張縮不對稱的異常，右心房右心室左心房左心室這四處張縮不協調，心律不整由來，精神方面，心臟前撞心虛，心神不寧，後撞心火旺的心慌。「肝臟」後撞肝火旺，輕重以及位置不同，即有不同部位的疔瘡癰，兩肝包挾膽影響眼睛病變，膽汁異常分泌，容易引起肝硬化，過多的膽汁造成膽囊膽汁濃度果高膽結石機率大增。前撞本臟肝虛，膽汁

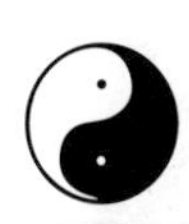

分泌不足，精神方面；小肝方與精神有關，肝虛易疲累肝火患憂鬱症。「肺臟」前撞肺虛症，肺泡換氣不足，氣喘，後撞肺實火，胸悶，肺氣脹，如嚴重肺泡擠破肺臟層膜，非外傷所致之氣胸，精神方面；魄在左肺，後撞實症作事有魄力果斷，前撞虛症作事畏首畏尾無擔當。「腎臟」前撞實症腎火，然而腎臟前面為腹部大腸居多，腹部有彈性，照道理可吸收撞擊力道，這要看撞擊力道輕重來區分，力道輕傷大腸，力道重就會有餘力傷腎，又大腸（陽金）為腎（陰水）之母，大腸受傷造成氣結點（氣滯），間接影響腎臟功能正常運作，痛風，類風溼性關節炎就是要從大腸找原因，痛風為實症骨頭關節氣脹（尿酸淤積在關節處），類風溼性關節炎為虛症骨頭關節氣虛。後撞腎臟直接受傷虛症，影響腎小管電解質代謝回收異常，骨質疏鬆，腎絲球虛過濾不正常尿毒症，如傷到腎上腺，腎虧（性功能），精蟲稀少或是活動量不足，如在幼兒時期發生，就會有染色體異常病變的可能，腎上腺在中醫為命門，生命之門染色體與之有密切關聯。許多基因問題也是雷同發生在腎上腺，玻璃娃娃最具代表性，遺傳總會有一個源頭發生的，最始源頭即來自腎上腺傷。

結論：由上述整體情況而言，病果與病因絕大多非發生在同一處，撞擊點紅腫，破皮出血，骨折斷裂，就算原發處治好，但是其撞擊力道向前延伸，或延經絡路線影響到臟腑，再者神經反應到腦神經，腦神經傳遞到身體相關部位，如此因果關係再再顯示中醫之辨證價值性，

「上病下治、下病上醫、左病右醫、右病左醫、上堵下瀉、下堵上吐、經轉臟、臟轉經」等的辨證口訣，其物理特性得到證實，釐清病因由來，選擇正確治療工具（藥物，針灸或各式推拿），快速治癒。這就是醫者與患者得共同期待。

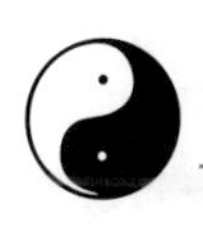

疾病分析補充

西醫有些以其姓氏取名的疾病，或是一些困難疾病，我們用中醫角度來分析看看病因來自何處？

一、梅尼爾氏症：症狀眩暈，合併耳鳴，聽力喪失。目前尚無真正病因論述。中醫傷科力學詮釋；前庭神經為身體平衡神經，當前庭神經受到壓迫或拉扯頭部撞擊等因素造成移位，輕者暈眩重者頭暈，更嚴重耳石脫落；神經旁邊幾乎與血管併排，如果內耳微血管下方血管有栓塞，內耳動脈微血管有如氣球膨脹，此時膨脹的動脈微血管就會壓迫到前庭神經，導致前庭神經移位，造成暈眩頭暈現象，有學者說梅尼爾氏症為中風前兆，這種情況是對的，貧血性暈眩頭暈就不對了。貧血動脈微血管縮小拉扯到前庭神經，也會暈眩頭暈現象，頭部撞擊造成腦部組織移位，前庭神經一邊壓迫一邊拉扯，外傷型暈眩頭暈，嚴重撞擊造成耳石脫落。頸椎扭曲，頸椎轉動神經向上延伸經內耳神經拉扯到前庭神經，隨之暈眩頭暈。以下四種情況的西醫盲點；一：璇璣穴（中醫穴道名詞為頸椎轉動神經），此處穴道撞傷，也會向上延伸經內耳神經拉扯到前庭神經，隨之暈眩頭暈。二：胸骨柄鳩尾穴撞傷，此穴中醫穴道名詞，為前庭神經，此穴撞傷直接反射到前庭神經，暈眩頭暈症狀。三：脾火旺，中醫不講頭講脾，脾主意，意即是頭，脾火旺頭脹頭暈焦慮等症狀，胰臟感冒也會造成頭暈現象，胰感冒火旺，脾胰本一家，胰旺脾跟著旺，脾火反射於頭的暈眩。四：鼻頭撞到或後撞，鼻頭為脾之竅，因此會反射至脾，又脾主意（腦），脾再反射回頭的頭脹頭暈現象。

辨證與調理：患者的氣會顯示於體外，貧血頭部氣虛，其他為氣脹，頭部一邊虛一邊脹，此乃撞擊所造成的，再看是自己撞的還他撞，疾障歸原方式調理有立即性效果。頸椎扭曲其氣一邊虛一邊脹，頸椎扭曲雷同調理。血管栓塞有如香腸一節一節的栓塞，「氣」引肋骨巨噬細胞至栓點吞噬淤積物，達到通血管目的，幾條栓塞血管從上往下全要通，通完馬上不暈。貧血性暈眩頭暈，調脾臟紅髓與肋骨骨髓，使其造血功能指定造紅血球，調理完患者立即可用蹲下馬上站起來測試，效果同樣有立即性效果。脾火旺，需先找出造成脾火原因，是左下前胸前後撞，或是精神上焦慮所引起的，撞傷需先排除後在瀉脾火，焦慮所引起的用五神調理法，很快不需花半個小時就有成效。鼻頭前撞，嚴重鼻子會痠軟或痛，鼻子過敏癢打噴嚏，鼻塞流鼻涕（水），頭脹頭暈，內傷在延腦。後撞，鼻竇腫脹癢打噴嚏，鼻塞流鼻涕（水），頭脹頭暈，延腦直接撞傷，內傷先排除再調脾臟，效果顯見。附註：並非鼻子過敏或鼻竇炎都會

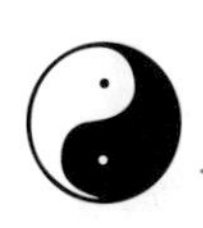

打噴嚏，需看撞擊力道輕重。以上「辨證與調理」為無相氣學功法，其他門派或中醫師就用自己擅長有效方法調理。

二、妥瑞氏症：症狀包含了聲音型和運動型抽動綜合症，會不受自主神經控制地發出清喉嚨聲音或聳肩，搖頭晃腦等。患者本身並非故意或習慣性做出這些動作，西醫說法其症狀乃起因於腦內多巴胺不平衡。腦內多巴胺不平衡西醫以化學分析看疾病。以中醫物理角度分析疾病；幾十萬條甚至上百萬條腦神經到頸椎縮小，然後到胸大椎放大擴散至全身各部位器官組織，因此頸椎神經可說由上會牽動腦部所有神經，向下會影響全身各部位器官組織，當然包含本身位置喉管甲狀腺器官。頸椎錯位或頸動脈腫脹均會壓迫或拉扯頸椎神經，進而造成腦神經不正常運作，反之頭部撞傷往下神經傳遞錯誤指令，影響臟腑功能異常。先說眼皮不自覺眨眼，眼皮神經是由右額葉神經感應而來的，右額葉神經屬運動區，右額頭撞傷就會有好動注意力不集中等生理現象，其撞擊傷到眼皮神經時，眼皮神經內的交感神經與副交感神經異常興奮，眼皮眨眼頻率非意識神經控制的增高，西醫可用肌電圖查出病發點，但他們的思維沒考慮這是撞擊傷而來的，儀器無法測出內傷，因此眼皮過度運動型的妥瑞氏症外，還會有過動注意力不集中，肝虛火，脂肪肝，便秘等症狀，撞擊輕重影響症狀不竟相同。頸椎錯位的妥瑞氏症；所有腦神經縮小經過頸部再擴散至全身，而頸部尚有喉嚨甲狀腺組織器官，

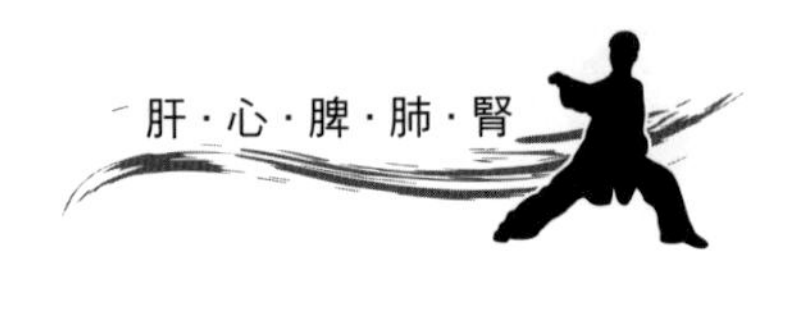

頸椎錯位或撞擊傷，神經此時有如半導體有時可過有時無法傳遞，就有不自主聳肩或怪異動作。調整頸椎方可根治。

三、川崎氏病：症狀1.發燒持續超過五天。2.雙眼眼白充血，但無眼屎分泌物。3.口腔黏膜，嘴唇鮮紅乾裂出血，舌頭表面有草莓舌變化。4.手掌以及足部均有紅腫。5.非化膿性單側頸部淋巴腺腫大。6.身體軀幹出現多型紅斑。中醫角度分析；病毒入侵胰臟，脾胰火旺，土性居中發四方，土虛四肢冰冷，土過旺發燒，胰火旺體積膨脹，右擠膽雙眼充血紅腫，嘴唇為土之竅，手掌足部為土之末梢肌，土火過旺反射至其竅以及末梢肌肉，呈現嘴唇鮮紅乾裂出血手掌足部紅腫，腫脹之胰臟左擠心，舌為心之竅，舌頭表面有草莓舌變化之由來，身體軀幹出現多型紅斑就是心臟被擠的原因（氣上撞心），當感冒無痰或鼻涕時，病毒經常會再入侵頸部淋巴腺造成淋巴腺腫大，事實上應該是扁桃腺腫脹才對，淋巴腺與扁桃腺距離太近，常被誤診，西醫沒有胰臟感冒這一說法，因此找不出其病因，這是日本川崎醫師發現用崎姓氏命名之病名，西醫抗生素為主治療，無相氣學以胰臟感冒調理，兩天患者恢復正常，西醫住院超過一星期才能康復。

四、諾羅病毒：諾羅病毒以前稱為類諾瓦克病毒Norwalk-likevirus（NLVs），是一種可感染人類引起腸胃道發炎的病毒。症狀主要為噁心，嘔吐，腹瀉及腹絞痛，也可能合併

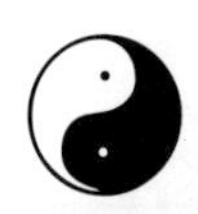

發燒，寒顫抖，倦怠，頭痛及肌肉痠痛。那麼中醫角度又如何看待諾羅病毒呢？這跟前面感冒章節講的脾胰臟感冒有何不同，「噁心，嘔吐」腸脹氣以及胰臟左擠心而來的。「腹瀉及腹絞痛」胰尾脹下壓十二指腸，上堵下瀉原因。「發燒」脾火旺前頂左心室，如極泉穴（汗腺）緊就會發燒。「寒顫」胃虛寒症狀。「倦怠」胰臟擠肝的肝虛症。「頭痛」脾火反射至頭的頭脹暈眩，如有血管栓塞，就會有頭痛症狀，小朋友較少有此症狀。「肌肉痠痛」此為胰土本臟症狀，肌肉為土之體，這也是胰臟感冒一種。西醫認為「症狀通常會持續一至兩天，之後就會逐漸痊癒」，然而個人臨床沒經過醫治幾乎不可能會逐漸痊癒。

五、自律神經失調：症狀：老是覺得心慌慌、好像快要心臟病發作、呼吸窘困、吸不上氣，常感覺肚子痛、而便秘、拉肚子交叉反覆發生，每天感覺精神很差、生氣緊張時感覺怒髮衝冠、害怕時腳底發冷、冷汗直流、頭痛、失眠、注意力不集中、耳鳴、眼睛乾澀、口乾舌燥、喉嚨卡卡、四肢麻痺、胃部痙攣、手心腳心多汗、頻尿、便秘、腹瀉。如此林林種種這些症狀，跑遍所有科系，什麼異狀也檢查不出來的？

個人以西醫生理解剖學加中醫以及傷科分析，提供大家來參考；事實上自律神經失調這些症狀，在前面章節均有提到，重新回顧這些這些症狀問題到底出在哪裡？此乃心理影響生理，當精神上受到刺激時，松果體會腫脹，松果體又稱腦下腺體，刺激腦脊髓液分泌，腦脊髓液過多反壓腦的腦壓高，松果體腫脹形成腦內部壓力高，因此腦承受內外壓力擠壓，腦神經錯亂性傳遞信息，造成移動性生理疾病，也是誘發舊傷發於表，以下為心理生理病機陳述。「老是心慌慌，快要心臟病發作」此乃五神之一，心火旺症狀，脾胰陰土，肺陰金，腎陰水，肝陰木等皆虛。「呼吸急促氧氣不足，像是氣喘要發作」「呼吸困難」，肺實火或嚴重肺虛症，實火肺泡過度膨脹，虛症肺泡膨脹不全，兩者均會產生換氣困難氧氣不足之呼吸急促，呼吸困難，屬胸椎傷科問題。另外兩種心臟引起之原因，右心室狹小或三尖瓣脫垂，導致肺靜脈提供不足，肺泡膨脹不足之肺泡扁塌，換氣不足之缺氧。左心室二尖瓣脫垂，肺動脈血回堵於肺，肺泡過度膨脹，換氣不足之缺氧，呼吸困難，屬臀部跌坐傷（左臀部或右臀部），胸椎扭曲帶動橫膈膜將心臟扭轉，造成二尖瓣脫垂或三尖瓣脫垂。「肚子痛（胃痛）」；胃酸酸鹼度約二到三左右，屬強酸來分解食物，胃酸分泌過多侵蝕到胃壁，就會造成潰瘍性胃痛，胃之母心（右心房）虛時，胃靜脈血過多動脈血偏少，胃虛寒胃涼涼感，嚴重即造成潰瘍性胃痛，此種情況非胃酸分泌過多引起的，右心房虛大多為內傷造成的，當心臟受到撞擊傷時，心臟橫紋肌鬆弛彈性減弱，靜脈血回流降低，身體冰涼，胃痛等症狀出現。「一下便秘一下拉肚子」是大腸交感神經與副交感神經協調不佳產生的，脊椎中間為自主神經，連接五臟六腑，腰椎下陷，自主神經有

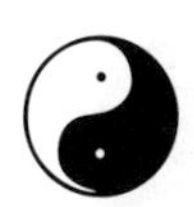

時可通有時受阻，一下大腸火便秘，一下大腸虛拉肚子。「每天起床覺得精神很差」口乾舌燥；土火旺，反射其竅口乾，土反乘於火舌燥，胰火反而抑制胰臟平衡激素，導致口腔唾液分泌不足的口乾，胰臟隔壁為心臟，火旺燒到心臟呈現舌燥症狀。脾土火旺剋水（腎），脾在腎之上方，脾火旺下壓腎，腎之體骨頭也，睡覺躺下脾火反被床上頂，睡覺長時間脾壓腎，輕者每天起床覺得沒精神，中等睡醒全身骨頭痠軟，重者全身骨頭痠痛。「生氣緊張時感覺怒髮衝冠，害怕時腳底發冷，冷汗直流」；怒傷肝，肝屬陰木在體為筋、神經，生氣緊張肝臟體積膨脹上頂肺，肺主皮毛，生氣緊張時感覺怒髮衝冠由來，五神驚在腎，害怕腎火旺（腎上腺體積膨脹），腎氣上頂脾，脾又擠心，因角度關係最終壓力在右心房，靜脈血過多於身體組織細胞，心藏神，因此產生害怕時腳底發寒，冷汗直流原因。「頭痛」神經感覺為痠、麻、痛，神經在受到長時間壓迫無法傳遞信息，出現麻的現象，被拉扯時常見於脊椎扭曲或腰椎下陷有酸的感覺，頭部撞傷造成頭殼凹陷，拉扯再加上腦血管壓迫會有頭痛情況。在頭皮層，頭殼內層，腦表層神經非常細，如受到血管栓塞引起的膨脹血管擠壓或拉扯，就會有頭痛症狀。牙周病的牙痛，嚴重會由三叉神經向上延伸顏面身經痛眼睛疼痛，往後經耳後神經以致左後腦神經。「失眠、耳鳴、喉嚨卡卡」：另一名稱腦興奮，腦脊椎液經脊椎下到腰椎再往回至腦，形成循環運作，腦部受傷誘發腦脊椎液分泌異常，腦脊椎液反壓迫腦組織，輕者腦興奮，重者昏迷，鼻子或其後腦以下如有撞傷，頸椎移位，胸椎第一二三椎擠壓後凸等情況發生時，腦脊椎液會回堵於腦，造成腦興奮的失眠症狀，這也是腦壓偏高的一種生理現象。頸椎移位吞嚥就會有喉嚨卡卡不順感覺。頸椎移位頸椎神經拉扯，延伸內耳神經緊，耳膜耳鼓呈現不規則形狀，造成聲音迴盪的耳鳴，耳朵周邊撞傷，內耳動脈微血管不規則膨脹，也會造成耳鳴。「注意力不集中」：也是腦興奮一種，更可說極輕微腦震盪，後腦撞傷，腦氣往前擴張阻於腦殼，腦興奮想東想西注意力不集中，腦脊椎液從鼻淚管液出的鼻涕，因此注意力不集中之人經常不斷省鼻涕。「四肢麻痺」：額頭或是後腦撞傷，神經受到壓迫撞擊的位置剛好影響四肢的麻痺，嚴重情況，後腦撞傷後手臂神經拉緊，手往上舉困難為前五十肩，額頭撞傷神經前手臂神經拉緊，手臂後彎困難的後五十肩。「胃部痙攣」要說是自律神經引起的問題，胃部痙攣可說唯一標準症狀，胃的腦交感神經興奮，造成胃部痙攣絞痛。「手心腳心多汗」：此症中醫稱心虛脾火旺，脾受傷脾火旺，脾壓左心室，左心室空間縮小，動脈血一直往外送，動脈血於血管內，如此摩擦係數增大，體溫上升，汗為血之餘，左心室反射器官為極泉穴（汗腺），手心腳心多汗的原因。「頻尿」：尿道交感神經興奮想尿，副交感神經興奮，尿道括約肌鬆弛尿出來，交感神經再次興奮尿道括約肌緊，尿門關起來，當恥骨撞到或其後面薦椎撞到，均會影響

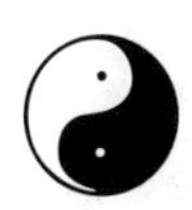

尿道交感，副交神經協調，頻尿漏尿應映而生，男性公廁常見標語，「向前一小步，文明大進步」，事實沒用處地上還是溼一片，這不是他自己意識能控制的，女性還有另兩個原因，懷孕子宮壓迫膀胱之頻尿漏尿，產後子宮收縮不全，子宮同樣會壓迫膀胱之頻尿漏尿。這些林林種種疾病雖為舊傷，卻是松果體膨脹誘發而起的，因此調理自律神經問題需先調松果體（從脾臟調），再調患者所陳處症狀。

六、重肌肉無力症：西醫觀點是長期的神經肌肉疾病，（英語Neuromusculardisease），會造成不同程度的肌肉無力（英語Muscleweakness）。最常見是影響眼部，臉部及吞嚥等相關的肌肉。會造成複視，眼瞼下垂，說話困難及走路困難等症狀。重肌肉無力經常是突發性。患者大多有胸腺過大或胸腺瘤的情形。另有一種罕見的神經肌肉接點錯亂，又遺傳疾病也會有類似症狀，稱為先天性肌肉無力綜合症。肌無力的母親所生的嬰兒，在出生後前幾個月也會有類似症狀，稱新生兒肌無力。

西醫慣用陳述生理機制轉化異常，卻只有遺傳是發生原因是比較明確，其他胸線或神經受器算模糊陳述，也有不少年輕人患有此症，何來是長期的神經肌肉疾病，本人的Case割了胸腺以及服藥仍然無法改善，本人不懂西醫已在自律神經已多有著墨，交感神經與副交感神經引起的。在此有多位重肌肉無力症患者，均發現其因來自頭部撞傷，撞擊點頭皮的副交感神經興奮，導致其神經連接患部肌肉過度鬆弛無發收縮，再

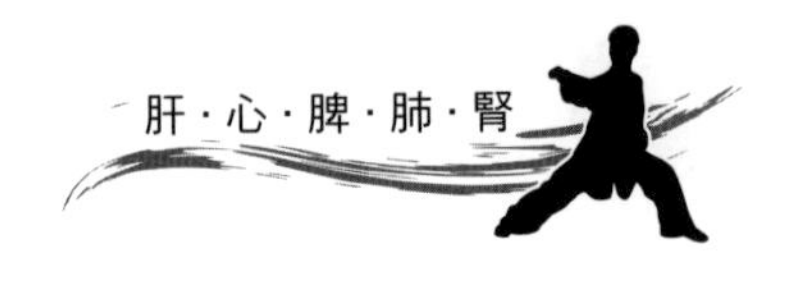

反射至胸線緊或胸腺神經結，前因後果很明顯，將撞傷力道排除，再調撞擊點的副交感神經，即有改善效果，當然非一次就可恢復正常。「新生兒肌無力」可能是辨證忽略原因是，胎兒出生時，產科醫師往往會用抽吸吸盤，置於胎兒頭頂將其吸出，再用手進入產道接生，而吸盤的抽吸負壓如過高，第一影響頭皮神經，吸盤的大小影響範圍不同，太多不知原因的疾病有此而來，新生兒肌無力、顏面神經麻痺就是其中之一。

七、顏面神經麻痺；又稱「貝爾氏麻痺」。

一般分為「周邊型麻痺」病因不明。症狀：1.患者側邊額頭皺紋消失或變淺，眼瞼閉合不全。2.患側皺眉時和顏面反射消失。3.閉眼時可見眼球向上轉。4.眉毛下垂，嘴角歪斜。5.偶而有耳後按壓會痛，味覺失靈等。「中樞型麻痺」以腦血管疾病為主要原因，例如：腦中風、腦瘤等。症狀；1.常會合併同側的半身不遂。2.患者有皺眉和顏面反射仍存在性3.下眼瞼下垂，嘴角歪斜向健側。5.只發生於病變對側臉下部表情肌（下巴歪，無法令紋）的咬合障礙，臉部表情肌（如額頭）活動正常等。而本症出現已超過一百五十多年以上的追查病因，然而其病因至今仍未定論。

這個問題單純用中醫傷科來解釋看看，重肌肉無力症與顏面神經麻痺可說是一陰一陽顏面神經問題，但要用傷科蹻脈來看其起於腳趾於頭，又不相干，一個是頭部撞傷導

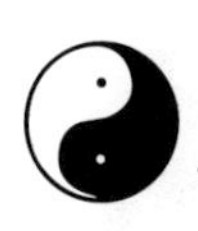

致顏面神經的交感神經過度興奮，神經拉緊緊到麻痺甚至無知覺，或顏面神經拉緊以致臉部或下巴歪斜。一個是頭部撞傷導致顏面副交感神經過度興奮，以致顏面肌肉極度鬆弛無發收縮，呈現眼皮無力之下垂狀，自主神經無法控制之顏面肌肉下垂。一般中醫大都以針灸調理。「無相氣學」以疾障歸原將內傷排除，再鬆化交感神經或副交感神經，下巴歪斜就要調到三叉神經，簡單明瞭有效果。

八、自體免疫疾病：亦稱自體免疫問題，是人體內的異常的免疫反應攻擊了正常細胞。而所謂異常的免疫力，就是認友為敵的異常認知，將身體正常細胞組織，當成細菌或病毒外來物來攻擊，不將之殺死清除而不快。人體內免疫系統的抗體，原本是針對外來的抗原或體內不正常的細胞（如癌腫瘤細胞）進行攻擊殺死或清除，這是一種保護身體的自體免疫生理機能。但在某種原因下，免疫系統竟然產生出對抗自己身體內正常細胞的抗體，造成正常的組織細胞過度發炎，或是對組織的傷害，進而影響身體健康造成疾病。這些認友為敵，反而攻擊不該攻擊對象的抗體，稱為自體免疫抗體異常。目前發生原因仍不明確。

這就是我們可發揮的長處，西醫生理解剖學分析非常清楚，胰臟有外分泌蛋白酶，澱粉酶，脂肪酶。內分泌有生長激素，胰島素，體制細胞（平衡激素），S細胞（抑制激素）。脾臟由紅髓與白髓所組成，紅髓掌控紅血球血小板生成數量，由骨髓來製

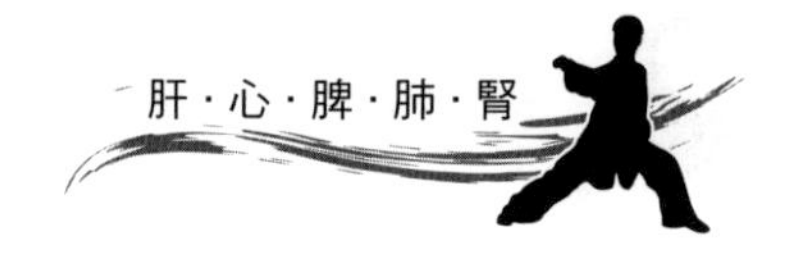

造。白髓掌控白血球生成數量，可說是人體最大的免疫組織，也是由骨髓來製造。如果胰臟有外力撞擊時，就會影響其功能不正常，位置不同或撞擊力道輕重，就會造成不同輕重傷害，進而導致胰臟異常功能，影響生長激素就長不高，影響胰島素就有糖尿病，影響平衡激素問題就大了，平衡激素是協調身體所有內分泌系統，如果加上脾臟的傷，因此才會有那麼多的種自體免疫性疾病，當傷及脾臟，影響脾臟白髓進而製造過多白血球，又不分敵友而攻擊自己身體內正常細胞，而脾臟興奮過度體積膨脹擠壓左心室，就會看似不明原因的發燒。最常見平衡系統錯亂的是肺泡間潤滑液過多變成痰，影響細胞內鈉鉀通透異常的皮膚癢，皮膚濕氣不足的皮膚乾燥龜裂、乾癬、異位性皮膚炎、牛皮癬、濕氣過多的濕疹、細胞組織過度代謝成長、皮膚脫皮等等症狀。還有一種是紅斑性狼瘡，恥骨的前或後撞傷，撞擊力道傷到子宮時，其神經會上拉到脾臟，影響脾臟白髓異常，進而攻擊正常細胞組織，此症還會有頻尿、漏尿、尿不乾淨等症狀。實際臨床調理，往往將內傷排除，均有立即性的改善。西醫沒有內傷理論，也沒有可以檢查出內傷的儀器，所以其結論為目前發生原因仍不明確。

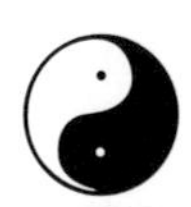

結論：西醫將查不出原因的疾病，歸類為遺傳問題，自律神經失調，遺傳問題就無解了，自律神經用相應神經調節法，或以飲食規律化，精神壓力解除。雖然有些患者感覺症狀有減輕，但比率不高。西醫理論為交感、副交感神經協調出問題，而這兩種神經屬於自律神經系統，總結在自律神經，自律神經又為何出問題答案「未知」，但用中醫角度綜合分析辨證，如此一目了然，這些「梅尼爾氏症、妥瑞氏症、川崎氏病、諾羅病毒、自律神經、自體免疫疾病……」等疑難雜症，輕易找出病因來根治，我們有西醫搞不懂的絕妙長處，辨證邏輯思維包含物理原理，五行生剋論，五神精神方面，器官相對應理論，救中醫何難呢？如跟著西醫搖尾巴，中醫無救矣！

神之竅眼睛雜症

黃帝內經「靈樞・惑論」中將眼睛的不同部位分屬於五臟，後世依此發展成五輪學說：「五臟六腑之精氣，皆上注於目而精。精之窠為眼，骨之精為瞳子，筋之精為黑眼，血之精為絡，其窠氣之精為白眼，肌肉之精為約束」，中醫為了論述眼部的病理、生理、治療，將眼由內向外畫分五部分，對應五臟，名為五輪。即肉輪、血輪、氣輪、風輪、水輪。作為中醫眼科之獨特理論。白話文詮釋肉輪；睫狀肌以及眼球六對肌肉屬土脾，血輪為眼睛周圍微血管屬火心，氣輪為眼白屬金肺，風輪為黑睛屬木肝，水輪為瞳仁屬水腎。而五神；肝藏神心藏魂，臨床上眼睛於辨證時眼神不只代表肝心之心理狀態，它卻暗藏五臟之辨證，眼白呈現青色，肝的問題，臨床上卻是膽的問題，紅腫有血絲膽火旺，乾澀流眼油矇矇看不清楚為膽虛症（屬木）。黃斑部病變，虹彩眼屬血管問題（屬火），眼白帶黃，眼翳屬土的問題。雙眼瞼浮腫為腎臟問題（屬水）。除了五臟帶來的眼睛疾病，腦神經也造成其他眼睛的病變，等於從百會直接影響眼睛的病變，以下就來談談眼睛之雜症。

眼睛疾病：「針眼」：又稱麥粒腫，西醫認為是眼瞼下一種皮脂腺的感染。這種情況

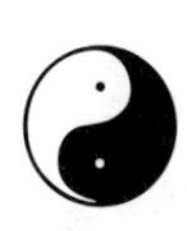

會導致眼瞼邊緣出現紅腫，眼瞼外側或內側都會受到影響，各年齡層均會發生。從中醫角度詮釋大大不同於西醫解釋，「針眼」仍為疔的一種，是肝火旺反射於眼瞼的一種現象。肝背後背部撞到，其內傷滯氣停留於肝，不同位置撞到呈現於不同部位皮膚表層的疔症狀，靠近膽就會形成針眼。調理需先將內傷力道排除，再將肝滯氣點將肝火排除於體外，如有膿包需引骨髓白血球來殺之，效果快速。

「結膜炎」；西醫論點其原因不外乎病毒，細菌感染，或是空氣中有過敏原（花粉粒，動物皮屑），物理或化學性刺激物，如戴太久的隱形眼鏡。除了戴太久的隱形眼鏡原因外，我們在臨床上卻經常發現結膜炎均發生於膽火旺反射其竅眼睛造成的。膽虛視力模糊矇矇或乾澀。火來自膽背後撞，氣衝膽形成的，傷科調理後膽火氣消，結膜炎快速消退。膽虛膽前撞，膽氣往裡走膽虛，傷科排除後眼睛恢復明亮。當然也有細菌感染引起的，這就需做殺菌調理。

「砂眼」：西醫看法，砂眼來自披衣菌感染發炎，造成結膜的腫脹，結膜長出一顆顆黃灰色小顆粒，而且發炎過程當中結膜會結痂，變厚，刮傷角膜進而失明，砂眼更是造成新生兒失明主要禍首之一，追究其原因是經過產道時感染的。以上砂眼病變過程以及感染途徑都是對的，但是為何會由產道感染？臨床經驗得知，有白帶或赤白帶的產婦，其所生的新生兒被感染披衣菌機率非常高，長期有白帶或赤白帶容易長細菌。而「氣」的調理以氣帶氣，讓胸腺以及T細胞知道，是何細菌入侵，進而需要製造何種白血球來殺菌，再以氣導氣將該白血球帶到眼睛來殺菌，效果快速可見，此殺菌方法為無相氣學創始人「陳銘堂」老師所研發出來的自體免疫殺菌法。

「近視」：睫狀肌交感神經興奮，導致睫狀肌無法鬆弛，進而眼球前後軸拉長，從而形成無法逆轉的真性近視。睫狀肌又為何會痙攣，長時間近距離觀看電視或書籍，因而造成睫狀肌交感神經長期處於興奮的緊繃狀態，反過來說這種近距離視覺反射到腦神經，形成睫狀肌交感神經興奮，以致睫狀肌神經緊繃無法鬆弛，進而影響眼球六對肌肉內直肌、外直肌、上直肌、下直肌、上斜肌、下斜肌等鬆弛、導致眼球前後軸拉長。無相氣學可以從睫狀肌的氣，往回找出腦睫狀肌交感神經，以及眼球六對肌肉來放鬆，階梯式漸近方式來改善降低近視度數。幼兒的假性近視卻是膽前撞，造成膽虛反射至兩眼的虛症，優先調理膽虛症，再加強調理睫狀肌以及眼球六對肌肉不對稱。

「老花眼」（遠視）：西醫說法，老花的原因是由於眼睛睫狀肌出現老化衰退而造成的。當一般人到了45歲時，眼球內部的睫狀肌開始出現退化，晶狀體的彈性也開始下降，形成眼睛的視力大不如前，使近距離事物的清晰度變成模糊，這就是「老花眼」。個人看法老花是近視的相反詞，近視是因為眼球六對肌肉興奮引起的，屬睫狀肌交感神經興奮，老花是睫狀肌副交感神經興奮，導致睫狀肌鬆弛進而影眼球六對肌肉鬆弛，眼球前後軸變短，影像跑到眼球後方，當然年紀大退化是主要原因，無相氣學同樣從睫狀肌的氣，往回找出腦睫狀肌副交感神經，以及眼球六對肌肉來調緊，階梯式漸近方式來改善降低老花度數。

「鬥雞眼」：西醫論點，這又稱內斜視，長期對單一物品長期直視，造成眼球六對肌肉中內直肌往中間拉緊。西醫以散瞳劑，眼睛遮蓋法，配戴眼鏡，手術矯正等四種醫治方法。無相氣學直接由腦神經放鬆內直肌的肌肉神經，即可達到調理效果。

「斜視」：分外斜視（脫窗），上斜視（倒吊眼），下斜視等三種，西醫以打肉毒桿菌或手術治療外斜肌的外斜視，上直肌的上斜視，下直肌的下斜視。以上是西醫論點，肉毒桿菌或雷射手術治療，其副作用斜其或直肌均會麻痺，進而影響眼球之轉動，形成呆滯現象。無相氣學直接由腦神經放鬆外斜肌，上直肌，下直肌等同樣可達到調理效果。

「飛蚊症」：有點狀、線狀、網狀、雲朵狀等各種型態的症狀，西醫歸類四種原因1.玻璃體出血（如糖尿病、高血壓、眼中風）。2.視網膜裂孔，視網膜剝離。3.玻璃體炎，視網膜炎。4.玻璃體退化時造成之病變。到目前為止是缺乏有效又安全的藥物，或雷射以及手術治療，可用來永久解決這個問題。而這些論點有討論之必要，第一如是玻璃體出血，那麼眼球會有血絲狀，不會有「飛蚊症」之症狀。第二如原因出在視網膜裂孔，視網膜剝離。這西醫可用雷射治療，為何缺乏有效又安全治療呢？第三如是玻璃體炎，視網

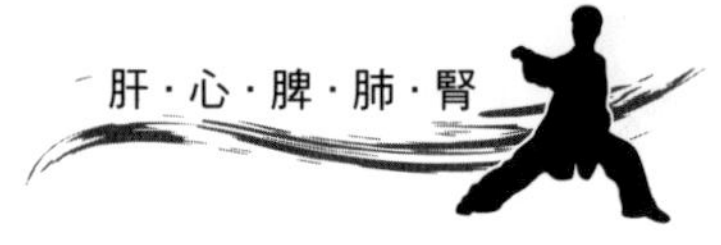

膜炎，有消炎藥或抗生素治療，結果又是缺乏有效又安全治療方法。第四玻璃體退化時造成之病變。而玻璃體退化會造成水晶體混濁。以上四點原因造成光線經過這個混濁物而投射在視網膜上的話，這個光線是不會跑來跑去的移動黑點，「飛蚊症」黑點是會跑來跑去的移動。由此懷疑上述四點原因可能是推測而來的。本人提出不同看法來討論，頭顱並非平滑形狀，其內外層均為不規則表面，如果顱殼突出內凹，就會影響硬腦膜竇血液流速，血管與神經是並肩而行，血液快慢間接影響視神經傳遞，所以呈現移動式黑點，將顱內衝出頭殼的氣打下去，其血液流速平順，「飛蚊症」立即有效獲得改善。

「弱視」：西醫規列三種原因：屈光不正性弱視，斜視性弱視，剝奪性弱視。「氣」的顯像：「斜視性弱視」一般均發生於眼尾角頭的右側撞，腦一邊虛症一邊實症，「氣」的調理將撞傷的內傷排除，斜視或鬥雞眼影響的腦神經放鬆，使其雙眼球恢復正常，也要調延腦，使其不再有重複影像之複視，延腦是視神經接收反射部位，它會進一步反射到心臟，心藏神，中國人稱眼神由來。「剝奪性弱視」如是眼皮重肌肉無力症，鬆頭皮層副交感神經，使其眼皮肌肉恢復伸縮，白內障引起的就先調白內障。然而一般常見弱視（屈光不正性弱視），患者眉心下或鼻樑骨均有下陷情況，此乃撞傷引起的下陷，導致雙眼球往後退，眼睛視神經受到壓迫甚至摺疊狀，影像傳遞受阻形成弱視，內傷需先排除包括延腦調理，再將凹陷之眉心下或鼻樑骨吊起來恢歸原位，弱視及可有大幅度改善，當然每次調理前需調降眼睛度數，如此配合方有成效。

「散光」：它亦稱亂視，西醫明白指出，是眼睛的一種屈光不正常狀況，與角膜的弧度有關。造成散光原因；西醫的解釋讀者自行上網就知，但是西醫對真正造成散光的原因幾乎都無正確說明，然而散光絕大都是發生於兒童身上，俗話說無風不起浪，事出必有因，當眼睛瞳孔正後方後腦有撞擊時，整個腦往前擠壓，也可以說是氣壓，這個壓力使瞳孔放大，造成屈光不正常狀況，角膜弧度改變，將撞擊力道還原，使得經過這些子午線的光線能聚集於同一點，光線就能準確地聚焦在視網膜上形成清晰地物像，最大問題是，調理後如再去眼科檢查度數，方便重新配眼鏡，此時必需點散瞳劑，將原本調理後改善的散光又打回原位，這是最無奈！不是理論以及調理方法錯誤，而是要用西醫檢查方法，兩者於此無發相容。

「青光眼」：這是由古羅馬時代，對患有此病之患者以光線照射，可見瞳孔有青色之反光而得名，主要是視神經的萎縮或缺損造成的。治療大致上以藥物，雷射，以及手術等行為。以上為西醫診斷以及治療方式。

反觀中醫論述：目（眼睛）為膽之竅，膽五行為木色青，膽虛反射其竅的兩眼虛症，致使臟色不入，燈光照射眼睛有青色之反光之因。其虛症充血不足，視神經得不到養分（氣虛）而萎縮或缺損，看事物會有矇矇的視力模糊，充血不足看見燈光有紅蘊也屬臟

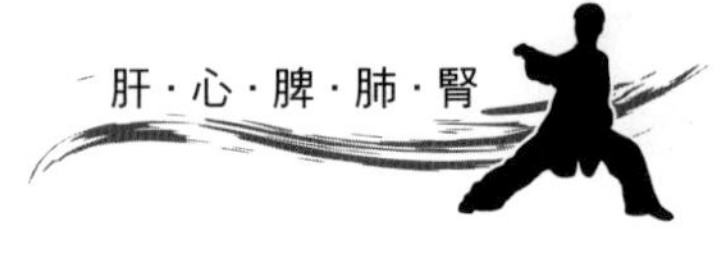

色不入原因。兩眼血管虛其他腦血管回堵而脹，頭痛由來，輕者兩眼乾澀，重者流眼油痠澀，畏光，再者為青光眼。上述得知「青光眼」為膽虛症之反射症狀，辨證需查膽虛起因，再先排除造成膽虛症原因，以補膽或連環補膽，簡單清楚明瞭。

「乾眼症」：是指眼睛淚液分泌量不足，或是淚液過度蒸發，形成淚液無法保持眼球表面的潤濕。而造成乾眼症種類；有先天性無淚腺，年紀老化淚腺分泌功能降低，或是一些疾病造成淚腺發炎，如外傷、細菌感染，自律神經失調，以及長期點某些眼藥水（如某些治療乾眼症的藥物）等，或是服用某些藥物（如某些高血壓用藥）也會造成淚液分泌不足。

而西醫慣用以生理機能轉化病變之機轉。然而老化為什麼一個八十幾歲的老人正常，一個三十幾歲的年輕人卻有乾眼症，過敏，自體免疫失調又從何而來？又為什麼淚液會過度蒸發？當然疾病發生原因很多因素所造成，但只有推測無法找出真正病因，又如何給于正確治療方法，患者就如此用各種醫治方式嘗試，結果是副作用的傷害大於效果。於此從最簡單出發點來看，乾眼症就是淚腺受阻導致淚液稀少，而淚腺受阻原因何在？淚腺為軟組織，其旁邊血管膨脹，如高血壓患者，膨脹之血管壓迫到淚腺導致淚液稀少，此為原因之一。淚腺上方骨頭有撞擊後的凹陷，因此擠壓到淚腺導致淚液出不來，這也是原因之二。胰臟平衡激素影響淚液分泌不足，原因之三。眼壓過高（糖尿病、高血壓、頭部撞傷），原因之四。戴隱形眼鏡或點過多眼藥水所造成的乾眼症，比較好求證，上述四點原因就比較不好查，而前面文章提過，患者的氣會說話，跟著「氣」找出原因，再將因排除效果顯著。

「多淚症」：淚液分泌異常多淚，此與乾眼症一正一反，仍然以患者的「氣」看是眼睛後腦是否有撞擊傷，或是胰臟平衡激素出問題，而經驗得知，膽虛症所造成多淚症比率居多，大部分均是在肝膽位置前撞，肝膽氣往內跑形成肝膽虛，容易疲累，一直流淚水（河洛話稱流眼油），找出發生原因排除，就有立即性改善。

「黃斑部病變」：有急性視力衰退以及漸近性視力減退兩種。這當中急性視力減退，大部分為單眼視力突然大幅度下降。漸近性視力減退是逐漸緩慢發生的，其他西醫詳細論述，為避免抄襲嫌疑，讀者自行上網查詢，西醫早期是服用胡蘿蔔素治療，後來改用葉黃素替代，或以雷射治療，眼球內抗血管內皮細胞生長因子藥物注射法，眼球內抗內皮細胞生長因子注射療法等等治療。目前個人臨床發現幾個案例，糖尿病引起的腎退化（萎縮），造成高血壓頭脹眼壓高引起的黃斑部病變可能原因，另外還有眼球微細血管栓塞引起的懷疑因素，因案例太少臨床價值不足以證明實際發生原因。

「白內障」：西醫分析原因，有最常見是老化造成的、創傷、輻射線暴露、先天性白內障、眼睛手術後的併發症，其他可能影響風險因子有糖尿病、吸菸、酒精、長期處於陽

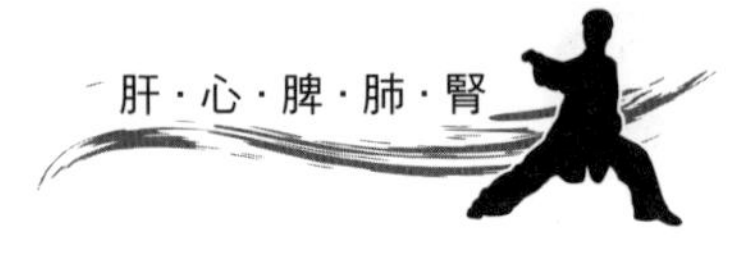

光暴露下等。治療以手術為主，因健保有給付均用人工水晶體植入。個人臨床經驗，這是三條神經將水晶體拉緊，致使水晶體縮小導致晶體內液體濃度提高，形成蛋白質團塊或是黃棕色色素的「白內障」，調理為鬆化拉緊的三條視神經。

「虹彩眼」：一般認為是虹膜組織即瞳孔以及睫狀體發炎疾病。然而發炎不是細菌感染所引起的，因此虹彩炎發病之確切原因至今仍不清楚，西醫習慣性歸類主要是自體免疫系統問題，因此經常推測與僵直性脊椎炎有相關聯。臨床症狀：兩眼紅血絲、畏光、疼痛、流淚、視力模糊、虹膜成豌豆型不規則等情形。治療：主要以類固醇藥水來醫治，有時候會使用散瞳劑或降眼壓藥水等合併治療方法。

個人於臨床上發現此類「虹彩眼」經常出現於洗腎患者，當洗腎儀器代替腎臟功能，腎臟因此而退化萎縮，腎靜脈血入腎少，動脈血沿升主動脈回衝至頭，如沿途有栓塞情形，動脈血有較多血液流入雙眼的眼壓高，眼球血管膨脹成血絲狀，血管壓迫神經就會造成疼痛感，嚴重眼球血管壓迫虹膜，虹膜（瞳孔）成不規則變形之由來。氣學調理：連環補腎，做腎擴張使動脈血流入腎臟，達到上下腔動脈血液均衡，再通兩眼周邊栓塞微血管，眼壓自然降下來，眼球血管也不會膨脹，血絲就會消失，虹膜壓力排除恢復正常微橢圓形。有意想不到的效果。

「視網膜剝離」：玻璃體充滿有如清澈般粘狀液體於眼球內，視網膜是緊靠貼在玻璃體下之視神經膜。由於逐漸老化或因眼睛外傷，眼內手術後感染發炎等狀況，原本粘密透明的玻璃體會水化、收縮，然後膜錐狀細胞與桿狀細胞會分離，此一現象稱為「後玻璃體剝離」。懷疑造成「視網膜剝離」風險因子有1.高度近視。2.有視網膜剝離家族史。3.曾經動過白內障手術摘除水晶體。4.眼球或頭部有劇烈撞擊情形。5.眼內發炎者。6.玻璃體周邊視網膜有老化現象，出現視網膜變薄情形。一般西醫眼科治療以雷射或冷凍治療，行為目的都是在視網膜裂孔周邊形成瘢痕組織，將裂孔周圍之視網膜與其下組織焊接再一起，主要防止玻璃液體經裂孔流入視網膜下腔，造成視網膜剝離。於此提共不同見解，神經簡單先分為交感神經與副交感神經，也可稱陰離子與陽離子，兩者相互關係為一興奮一抑制，當兩者同時興奮或同時抑制，錐狀細胞與桿狀細胞會分開，形成視網膜剝離現象。氣學調理：先將造成原因排除，再如同傷口調理方法，使其陰陽離子相互再次結合，也就是說錐狀細胞與桿狀細胞再恢復原有之連結，調理後避免做劇烈動作，心情保持平靜，不動怒或過度喜悅，不吃辣炸等刺激性食物，以免刺激交感、副交感神經，再度同時興奮或抑制。

眼翳：目前西醫對此病的真正病因並無詳細資料。生理結構認為是角結膜病變，眼翳一開始為眼瞼裂部接近角膜側的球結膜充血肥厚，逐漸形成三角形的血管纖維膜。這是西醫眼科之分析。治療以手術摘除為目的，早期如有細菌感染，此處藥物不易到達殺菌，患

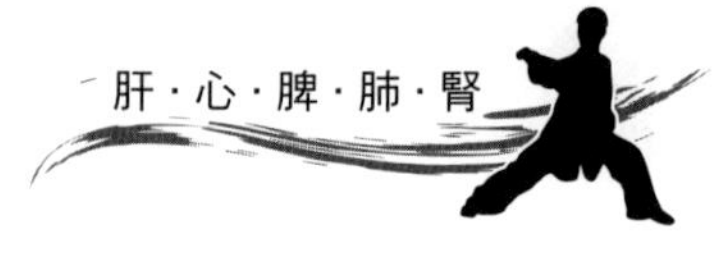

者因藥物殺菌失敗或手術治療失敗，導致眼球挖除不在少數，這是患者需注意的手術後的併發症。慶幸現代手術技術進步，大部分已能避免對鞏膜的過度燒灼破壞，有明顯降低此類併發症。在中醫這邊論述，「眼翳」主要指角膜（風輪）之病變，包括：星翳、雲翳、釘翳、花翳、血翳包睛、凝脂翳、冰瑕翳等等輕重名詞。內經「靈樞•脈度」：肝氣通於目，肝和則目能辨五色矣。肝的病變往往影響及目。如肝血不足，則兩目乾澀，視物不清或夜盲；肝經風熱，可見目赤痒痛；肝火上炎，可見目赤生翳；肝陽上亢，則目眩暈；肝風內動，可見目斜上視等。治療有用針灸以及按揉方式。個人于臨床發現「眼翳」很少兩眼同時發生，不是發生於左眼就是右眼，它亦稱翳狀贅肉。患者氣的顯像，頸椎扭曲或是上胸椎扭曲，造成頸動脈或是上腔動脈供血左右不均勻，如右腦供血過多，又有其他腦血管有阻塞情形，右眼獲得較多血液養分，睫狀肌增生的贅肉，反之則贅肉生於左眼，這就是眼翳生成原因。眼翳上可見微血管，也可對應「目赤生翳」，但不是肝火上炎原因。氣學調理：需將扭曲之頸椎或上胸椎回正，使頸動脈供血均衡，再將增生之血管綁緊，贅肉得不到養分，用指甲氣將贅肉挑起，以另外一隻手的氣剪斷贅肉氣，再以抹的方法將尚貼於眼表面贅肉氣往眼頭抹掉，還需借助胰臟平衡激素來代謝贅肉，這需要長期調理，因為增生之血管用氣無法綁死結，血管會再次被衝開，除非做密集調理。

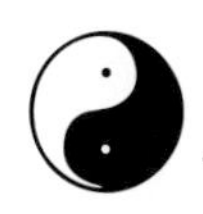

結論：綜合眼睛雜症可分幾個類型原因；細菌感染有砂眼，此為產道細菌感染引起的。結膜眼部分原因係柔眼或戴隱形眼鏡的細菌感染而發炎。傷科引起的有針眼、結膜炎、多淚症、乾眼症、青光眼，這些是肝膽傷引起原因。弱視、散光為鼻樑骨或是眼睛後腦撞傷引起的。血管性引起的有黃斑部病變、眼翳。腎臟因素造成的有雙眼浮腫，虹彩眼。腦神經（百會）引起的有近視、老花眼、鬥雞眼、斜視、飛蚊症、白內障。「五神」部分：氣走臟不走腑，目為肝之竅，肝為心之母，肝藏魂、心藏神，我們看一個人的人品，首先看的是眼神，這說明眼睛會呈現心理以及生理健康狀態，疾病上面已有詳細陳述。心理方面；有心術不正，曖昧，桃花眼，怒目而赤，心虛，炯炯有神，殺氣騰騰等等來形容。靈學方面；兩眼空洞無神，心神不寧，斜眼倒吊目。吸食毒品所影響眼神歪斜。然而百變不離其宗，診斷是治病唯一利器，找出真正發病原因，選擇最適當治理方法，雜症可獲得最佳效果又無併發症之後遺症，應證治病思維之正確。

臟腑病理機制解析

中醫對疾病辨證是從身心靈綜合性探討來做辨證論治，因此「臟腑病理機制解析」有其必要性。「身」臟腑生理機能異常導致病變疾病。「心」心理程面反射至臟腑異常導致病變疾病。「靈」外邪靈擾、陽宅、祖墳等煞氣沖煞導致病變疾病。此為典型「玄學」之詮釋。如此為數眾多疑難雜症可獲得明確辨證，患者可於最短時間內有效改善疾病之疾苦。然而中醫之專有名詞文言文式註解，一般讀者不易理解。西醫生理解頗學對臟腑功能有較細膩分析，有助於於對病機之解說，因此本章仍以西醫生理解頗學白話方式解析。然中醫辨證雖不離「陰陽五行、生剋論，經絡」等，但仍需注意器官之反射對應器官，尤其腦神經（百會）影響全身組織器官，牽一髮而動全身便是中醫辨證之最佳寫照，而腦中之腦「松果體」更是五神「脾主意」之涵義，生理心理轉折點，身心靈綜合辨證，方可稱一套完整的中醫辨證論述。

「身」前面章節對傷科已有多篇論述，以下只針對臟腑病機詮釋。有些是直接用病症做解說。

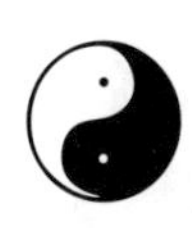

「不孕症」：男性睪丸虛症，隱睪症；精蟲稀少、精蟲活動力不足、無精症。女性卵巢虛症子宮虛症；卵成熟度不足、卵稀少、無卵症、輸卵管扭曲，子宮壁薄受精卵不易著床。病理機轉：先天性；出生時頭頂的吸盤吸傷，或肩膀經產道擠壓導致肩窩陷，肩窩對應男性睪丸，女性卵巢，輕重成隱睪症、無精症，無卵症、卵成熟不足，輕者成精蟲少、卵稀少。後天型；長期坐姿下體溫度高，特別是卡車司機，其坐墊下為引擎室溫度高，這會影響精蟲活動力不足或稀少，女性卵還沒熟就被代謝掉的卵稀少。命門（腎上腺）虛，輕者精蟲活動力不足或稀少，卵熟度不夠或量少，重者無精症，無卵症。輸卵扭曲為傷科，正跌坐臀部撞地，子宮卵巢彈起又落下時，如上半身有歪斜再落下，卵巢與子宮重量不一，子宮先下卵巢在後，落下左右偏斜，就會造成「輸卵管扭曲」。子宮虛寒；脾臟為白髓與紅髓所組成，子宮對應脾臟，脾虛反射到子宮虛，如脾虛是在紅髓，子宮得不到足夠養分，子宮壁變薄受精卵不易著床，就算著床也容易流產，常聽懷孕婦人肩膀被拍而流產案例，即為此症，它一般虛寒還會有白帶症狀。脾火旺連帶影響子宮的旺，子宮內膜厚，月事來時子宮內膜不易脫落，子宮異常絞痛，經量多又長，有些會呈現赤白帶。經痛困擾多少女性朋友，有些甚至痛到昏倒，如不對症調理，她就每個月受折磨。精神上如脾有反射至松果體，虛症為焦慮，實症成燥鬱，此為生理影響精神層面。

「妊娠毒血症」症狀：初期高血壓、尿蛋白，嚴重後期溶血反應、血小板過低、肝臟以及腎功能損傷、水腫、肺水腫、視力障礙，也會導致癲癇發作的子癇。由症狀可見中醫論述之正確，懷孕子宮隨胎兒成長逐漸撐大，子宮往四周擠壓，前擠膀胱會有頻尿漏尿症狀，後擠直腸糞便呈細扁，上擠大腸再擠腎，影響腎靜脈血入腎量，高血壓、尿蛋白症狀。如果胎兒成長過胖，子宮上擠壓力增大，壓力在胃的嘔吐，到胰影響到胰臟平衡激素異常，溶血反應由來，輕者喜吃酸甜零食。擠壓到脾臟影響血小板的過低症或頭脹頭暈等症狀。壓迫腎臟壓力高時，腎臟血液少，大量靜脈血回堵於組織細胞，血液之水滲透於細胞，腎水腫症狀，如果滲透出於肺泡成肺積水，在肝細胞外為腹腔積水，或尿毒症等等腎功能障礙疾病，又腎為膽之母，膽之竅在目（眼睛），腎被擠壓成虛症，母虛子也虛（膽虛），反射到眼睛的視力模糊。如靜脈血液壓迫頸椎而頸椎又有異位，癲癇誘發機率特別高。簡單分析「妊娠毒血症」是由於胎兒過胖或羊水過多，造成子宮太大的擠壓其他臟腑反射之各種異常症狀，也稱併發症，此症孕婦需控制飲食外，再查脊椎是否有異位導致羊水異常分泌，安全調理需常作腎擴張，使腎靜脈血可進入腎臟，降低腎功能障礙疾病。

「胎位不正」：首先需了解受精卵著床情形，受精卵一般著床於子宮右側，隨著胎兒逐漸成長，胎兒於子宮內會順時針方向移動，大約於八個月大時，胎兒頭轉入骨盆腔持續成長，胎兒頭部因受骨盆固定而呈現狹長形，以利生產出於母體外。如果胎兒因受母體腦神經拉緊，胎兒於子宮內定位不轉動，或在十二點鐘位置及停止轉動，胎兒頭部不受骨盆

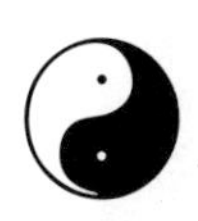

約束而成長，此時胎兒頭形成圓形異常大，生產時胎兒頭會卡在骨盆無法順利生產，此種情況稱胎位不正。以往婦產科醫師均會做胎位矯正技術，現今婦科醫師會此技能已少見，大都建議產婦剖腹產。無相氣學調理放鬆母體腦神經，稍微推動子宮往母體左轉即可，如果已到懷胎八個月時，先用氣測出胎兒頭與腹部的位置，用食指貼在胎兒頭的後方，拇指貼在腹部，將胎兒頭轉至骨盆腔，如超過九個月台而頭已大於骨盆腔，只能建議剖腹生產，畢竟我們非神仙。

「安胎」：當母體子宮虛正子宮內膜薄時，受精卵著床不牢靠，提重物或肩膀被拍，胎盤有脫離子宮的出血或疼痛感，甚至流產（小產）。另一種是生門提早鬆開胎盤脫離子宮的出血或疼痛。一般人稱生門是指子宮頸，生產時子宮頸裂開幾個手指頭寬，來辨定是否要生了，個人經驗生門應該有兩道，子宮頸為後生門，第一生門是恥骨聯合，如果恥骨聯合神經鬆弛（腦神經因素），那麼就算懷孕兩三個用，胎盤加羊水以及胎兒，其重量尚不足以撐開子宮頸，仍然有小產現象，因此恥骨聯合是觀察小產重要指標。再有一種是羊水異常多，胎兒卻發育不足月的小產現象，也就是雖不足月胎盤因重量過重而導致小產，此種情況需查胸椎第五或六椎是否有異像，不正常的氣影響胰臟平衡激素，進而影響羊水異常分泌。當都了解可能造成小產因素後，就有適當調理安胎方法，子宮虛症從脾臟排除病因再補子宮。恥骨聯合先排除頭部內傷，調理腦神經，將恥骨聯合恢復正常緊的狀態。

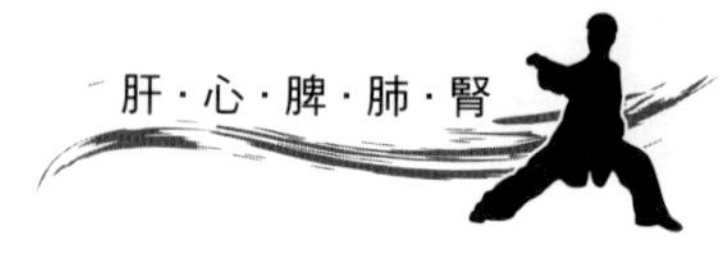

羊水過多需先調理胸椎傷科，在調理平衡激素。如此產婦可生活起居正常，無需躺床待產到生產之辛苦。

「產後子宮收縮不全」：無孕時子宮收縮功能是要將子宮內膜脫離子宮的生理反應，此為月經之生理作用。生產時的子宮收縮，是使胎盤脫離子宮，新生兒離開母體的出生。產後子宮收縮是讓子宮恢復原有狀態。然而子宮如同吹氣球，吹大後放了氣仍無法恢復原來大小，如果產後子宮收縮不全，就會形成排擠效應的症狀，異常出血、疼痛、前擠膀胱的頻尿、尿不乾淨、往後擠的腎水腫、往上擠的肝虛火。早年產婆會用往上往右方向推擠，加速子宮收縮降低疼痛時間，子宮恢復快速。現代婦理學校採用西醫按壓式，效果差異頗大。前面已有論述受精卵著床以及順時針轉動方向，因此調理產後子宮收縮不全，必需以逆時針方向推回，就是以往產婆調理方法。無相氣學調理方法，用五指扣住子宮，以逆時針方向由大轉小，如此方式更有效之調理。

「攝護腺肥大」：亦稱前列腺，環繞於尿道上端，西醫觀點為前列腺增生，是隨著年齡增長，攝護腺可能隨之增生。治療方法有藥物或手術刮除法。攝護腺肥大擠壓尿道縮小，導致頻尿，久久方能解一點尿液，或是尿不出來，因而造成膀胱憩室，膀胱結石。急、慢性膀胱炎，尿毒症。除了上述症狀個人於臨床上還發現房事舉而不堅，或中途軟掉症狀，其因為攝護腺肥大壓迫男性生殖器動脈血管，導致生殖器充血不足的舉而不堅，或

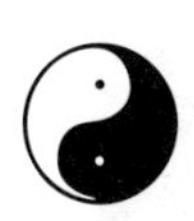

中途軟掉症狀，一則笑話男人四十歲就剩下一張嘴來形容腎虧情形，事實上也有不少案例發生於二三十歲年輕人，由此證明它並非由於年齡增長形成增生原因。氣學順藤摸瓜得出兩個因素，下薦椎撞到氣衝攝護腺，形成攝護腺組織膨脹（肥大），另一種原因為腦神經（額頭撞傷）下拉攝護腺緊，攝護腺縮短呈現短肥厚狀態的肥大，這兩種情形均非增生性肥大，應該稱假性肥大，攝護腺肥大進而壓迫（擠壓）生殖器血管，導致海綿體充血不足的舉而不堅，或半途鬆軟，另外擠壓尿道的上面陳述病症。調理：薦椎撞到的將內傷還原攝護腺馬上消腫。額頭撞傷引起的同樣將額頭內傷排除，再將該條影響攝護腺腦神經放鬆，攝護腺很快恢復原來大小，症狀改善程度之快，是一般人想像不到的。

「紅斑性狼瘡」：脾臟白髓是身體最大免疫系統，白髓是指揮，骨髓是製造工廠，曲骨穴為任脈底端，它的旁邊為橫骨穴，橫骨穴指的是恥骨對應鎖骨，因此橫骨穴虛實會反射到鎖骨，與鎖骨虛實症狀相同，頭脹、腦興奮的失眠、鼻塞、脖子緊、肩頸肌肉緊、實症肺實膀胱虛、虛症肺虛膀胱火。曲骨穴對應腎上腺，曲骨穴火旺腎上腺火旺，左腎上頂脾，虛症時被脾壓，實症為水反乘於土，虛症為土剋水，反乘時其影響剛好是脾臟白髓，白髓異常認友為敵，又脾胰本一家，脾火脹胰火脹，脾臟影響的是白髓異常，胰臟影響的是體制細胞（平衡激素），脾脹前頂心而發燒，胰之體為肌肉，胰火旺肌肉痠痛，胰脹前頂胃的假性胃脹氣，食慾不振，噁心，嘔吐，平衡激素異常皮膚呈現紅斑疹，腎上腺火旺

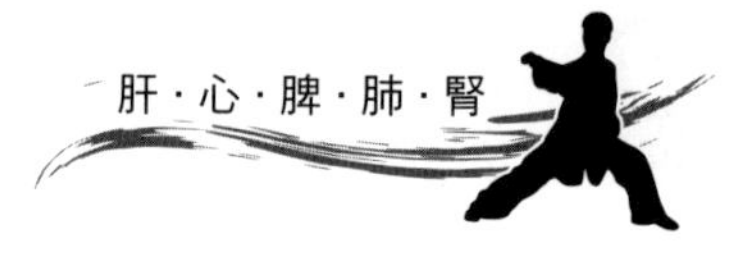

下壓腎小盞，腎小盞形如髮絲（形、意、氣），因此會毛髮脫落。

「蕁麻疹」西醫論述：初期是在小局部形成瘙癢，爾後越抓越癢成潮紅狀，快速蔓延為形狀大小不一鮮紅或白色風團，此起彼伏，一天持續發作，一般的皮疹是全身泛發，黏膜部位有可能也會受牽累，如發生於胃腸道又有腹痛、腹瀉、發生於喉頭黏膜等併發症，則可引發喉頭腫脹造成呼吸困難，胸悶憋氣，嚴重者可能導致窒息死亡。有此情況時可臨時使用一下激素類藥物急救，重點不要過量，過量適得其反，會給內分泌系統造成不可逆轉的傷害。對一再反覆發作者，就會牽延數月或數年。這原本是含在脾胰段談，因為不少人有此症狀，因此特別另外提起。胰臟平衡激素協調細胞鈉鉀離子正常通透，如平衡激素異常，鈉鉀離子通透不順，就會癢的生理現象，當胸椎第六椎擠壓或下陷，其氣會衝胰的胰火旺，進而影響平衡激素異常，皮膚癢的由來。胰火旺胰膨脹，前頂胃形成胃脹氣，胃空胃酸侵蝕胃壁，胃痛之原因，胰尾下壓十二指腸、上堵下瀉、下痢也。如果腰椎第五椎亦有下陷，等於火上加火，胰土五氣屬濕，就會有鼻塞痰多，當這些綜合症狀如再加上胰臟感冒，會咳到缺少二氧化碳之呼吸窘困，嚴重就會導致窒息死亡，中醫綜合辨證優點於此更能顯現之，也再次證明中醫傷科之重要性，胸椎下陷或擠壓調理方是除根之治法，根未除當然可牽延數月或數年。物理說明：氣舍（肺泡）缺少二氧化碳肺會扁塌，正壓（大氣壓力）大於負壓，無法換氣，嚴重就會導致窒息死亡。這是西醫想不通的物理轉化成生

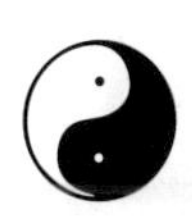

理疾病，但西醫用塑膠袋讓病人呼吸，回收二氧化碳，這也是一般中醫師不會想到的急救辦法。

「僵直性關節炎」：西醫觀點此症為遺傳而來的，真正原因不明。由氣學測氣角度分析，此症乃複合式傷害，正跌坐臀部撞地，尾骶骨凹陷，馬尾神經向上延脊側拉緊，再越過頭頂而下延脊側前拉緊，如鼻頭或其後腦撞到，或是後腦杓（小腦位置）或上門牙撞到，延腦或小腦神經呈現前凹後凸（前撞），前凸後凹（後撞）等情況的神經拉扯，延腦下小腦在下到脊椎，內有自主神經，外有脊側神經，脊椎如此幾種傷的前後拉緊，有如七節鞭由下拉緊成劍，此症仍需由氣順藤摸瓜，找出幾種跌撞傷，以疾障歸原方法調理，再將每一椎前後從腦神經放鬆，有意想不到的效果。

「腸躁症」：症狀；頻率高的拉肚子、解不乾淨、便秘、羊大便。西醫目前沒有真正病因陳述。中醫角度看，拉肚子、拉不乾淨屬虛症，便秘、羊大便、解不乾淨是實症，這個問題在傷科與疾病曾提過，因為這個惱人疾病的在臨床上屬常見案例，能治好腸躁症醫師不多，因此特別再說明，腰椎第一二椎擠壓或下陷，跌坐傷、撞傷、懷孕等引起的物理現象，腰椎的氣往前衝，位置就在小腸上沿，形成小腸火旺，小腸下為大腸，大腸受小腸擠壓而虛（火剋金），小腸功能除了吸收養分，尚有代謝食物在小腸發酵所產生的空氣，上呼吸道來的空氣，消濼穴即說明這個功能（請參閱穴道篇），小腸虛或實均會影響代謝

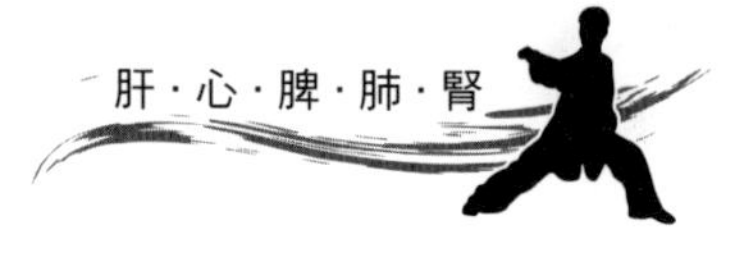

氣體功能，造成响屁連連，大腸虛症（蠕動不佳），吸收水分功能差，輕則稀便，大便不成形，重則水便、拉肚子、高頻率拉肚子。腰椎第一二椎後凸，小腸氣往後走形成小腸虛大腸火（金反乘於火），大腸火吸收水分功能強，造成糞便硬、羊大便。腰椎第三椎以下擠壓或下陷，跌坐傷、撞傷、懷孕等引起的物理現象，腰椎氣往前衝，形成大腸火旺，大腸氣不下腎臟又擠壓腎臟，造成腎虛症。大腸火旺吸收水分功能加強，輕則造成糞便硬、羊大便，重則便秘，然而大腸虛或火旺均會蠕動不佳之生理現象，因此均會有解不乾淨情形發生。後凸病機則反之。

「帶狀皰疹」：民間稱為飛蛇、皮蛇。屬神經病毒，在臺灣多數民眾會找小宮廟處理，治療方法斬蛇頭，民間也有不少有特殊秘方治療。所有細菌病毒都帶有靈氣，它們知道如何快速繁殖，如何建立免疫系統。而一般細菌病毒單性繁殖，再成族群式的快速成長。帶狀皰疹初期水泡型時活耀又調皮，當用手測氣時，它的靈氣一下子就跑到手掌心，活繃亂跳，而單純性泡疹不會跑離原宿主，初期帶狀皰疹只要將手掌心的靈氣往地上一丟，水泡很快就消掉。如果帶狀皰疹繁殖成多數時，它會有如領袖的帶頭病毒，延神經路線成長單一方向蔓延，成蛇形狀往前延伸，這也是取名皮蛇或飛蛇由來，患者有刺痛鑽痛感，一般常見於年長者患發。為何於此強調帶狀皰疹有靈氣，因為本人調理方法，一手抓蛇頭一手抓蛇身，從患者身上往外甩出，患者疼痛感瞬間消失，帶狀皰疹的氣全不見了，

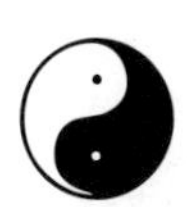

雙頭蛇需抓兩次，如有破皮傷口避免再有其他細菌感染發生，再引其白血球做殺菌調理。如此只抓帶狀皰疹的氣調理，其病毒生命體竟然會死亡，因此稱它有靈氣。

「肝膽」：膽為陽木肝為陰木。一表一裡，一陽一陰，與其他陰陽臟腑不同處，為膽在大肝與小肝中間下，因此有肝膽相照一詞。除病毒引起的各類型肝炎外，肝的問題與膽息息相關。「肝火旺」：來自肝後面組織的持續能量氣，氣衝肝，提供於肝造成肝火旺，形成兩肝夾殺膽，膽被擠而小，肝臟膽汁因而回堵於肝，肝火旺使肝細胞過度膨脹，長期導致肝細胞纖維化，進一步成肝硬化。而膽被擠小成虛症，就會反射到眼睛的虛症，視力模糊，嚴重成青光眼，又肝有解毒功能，肝火旺，肝細胞過度膨脹，解毒功能反而下降，就容易長疔瘡癰，「肝癰」就是發生於本臟，西醫稱肝蓄膿，在肺稱膿胸（非外傷引起的），中醫稱肺癰。當肝火旺此時如有病毒入侵，爆發猛爆性肝炎機率提高。心理上肝火旺會有憂鬱症情形發生。「肝虛症」肝臟氣往後走形成本臟虛，肝細胞活動力不足，膽汁分泌不足，精神上呈現容易疲累，生理上膽固醇異常，容易有血管栓塞，膽汁少形成膽虛，兩眼乾澀，視力矇矇的，流眼油，畏光，更嚴重則出現青光眼等症狀。肝臟撕裂傷，肝細胞間如有空洞，就會成「肝水泡或囊腫」。「肝臟血管瘤」是肝臟微血管栓塞，形成血管壁薄的部位膨脹，類似吹氣球，肝臟血管瘤破裂稱「肝中風」。「脂肪肝」此為右腦神經下拉緊肝而縮小，肝脂肪溢出於肝外而得名。此症也是典型肝虛火，腦神經內拉肝緊的虛，於小肝呈現集束狀火旺，小肝之脂肪擠出肝外，嚴重身體多處形成脂肪瘤。調理為放鬆該處反射的腦神經，大小肝恢復原狀，肝脂肪有立即性改善。「肝癌」肝臟內傷的氣如果是束狀，這股氣一直衝撞肝細胞，新生肝細胞內的DNA容易病變，病變而成癌細胞，此為惡性腫瘤，良性腫瘤是細胞內過多養分，細胞增生，因此腫瘤外面有一層細胞膜，不會擴散到其他組織細胞，只在包內成長。惡性腫瘤無此約束，會不斷往外擴散進而改變其他細胞DNA，異常繁殖。「肝硬化」此案例頗多，致死率不低，所以有再分析其病理機轉知必要性；肝臟無痛感神經，因此患者平常不容易覺肝有異狀，當長期肝火旺，肝細胞日積月累處於過度膨脹情況下，肝細胞慢慢變硬而形成肝硬化。而肝臟細胞膨脹，血液水份滲透出肝細胞，造成腹腔積水。那麼肝火旺其因何在？1.病毒感染各類ABC……等型肝炎病毒引起的肝炎，導致肝臟腫大。2.表裡火旺，如有膽囊炎或膽結石的膽火旺，膽管腫脹膽汁回堵於肝的肝臟腫脹，肝膽均火旺而脹，此症為表裡火旺之原由。3.母旺子旺，肝之母為膀胱，陽水生陰木，膀胱火旺其子肝得強的膀胱氣而旺。4.子虛母旺，小腸為肝之子，小腸虛組織細胞縮小，形成氣塞，肝氣賭於肝的火旺，有如堰塞湖。5.相剋論，金剋木，肺火旺下壓肝，形成肝虛火，例如肺感冒的肺火旺，就成肺膨脹其氣下壓橫膈膜再至肝臟，這只是比喻，肺感冒為短期病，因此不會造成肝硬化原因，長期肺火旺方可能形成肝火旺，這也要肝原本有火，不然是成肝虛症。6.肝自身火旺，肝臟內傷引起的肝火旺，

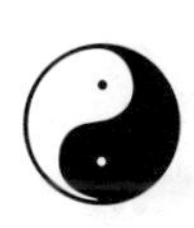

7.癌症轉移到肝的肝火旺。如果上述一至六其中有兩項同時發作，爆發「猛爆性肝炎」機率非常高。肝實症虛症由來請參照傷科力學。

「膽」陽木，膽汁儲存組織，穴道名為風池穴，膽火旺分血脈旺與氣旺兩種，血脈旺：膽組織細胞獲得較多養分，長「膽瘜肉」。氣旺：內傷得氣來自背後，因生理位置肝膽幾乎是隔壁鄰居，有膽火大部分也有肝火情況，膽火旺膽汁代謝不良，膽汁淤積於膽「膽囊炎」原因，而總膽管與胰管相連接，再下到十二指腸，十二指腸上方是為幽門，因此膽囊炎胃幽門十二指腸均呈現發炎狀態，也就是三焦火旺，陽膽火、陽火小腸，陽土胃火等三火齊揚而焦，穴道取名為三焦穴，此症不易辨證，調理先排除內傷再從心、胃作連瀉，如此其劇痛方能快速獲得改善。當淤積的膽汁濃度過高，日積月累就形成「膽結石」。西醫是將膽結石分析其成分，認為是哪個食物過量引起的，然而全家飲食習慣均雷同，為何只有一人得膽結石，這是有討論空間，結石呈不規則尖銳結晶體，尖銳處燒碰到膽囊就會刺痛感，無相氣學調理依從重從新原理，首先以彈的方式將結石四周尖銳結晶體彈落，連帶使結晶體彈鬆，當結石成圓球體時患者自由活動即無疼痛感，再彈使鬆動圓球體，就會鬆垮狀微細結石順總膽管而排出。中醫奇特處在於臟腑之虛實會反射於竅，膽虛其竅亦虛，眼睛乾澀，視力模糊，流眼水（眼油），黑眼圈，嚴重青光眼。膽火旺其竅也旺，兩眼脹，布滿血絲，兩眼腫脹疼痛類似結膜炎，視力模糊，嚴重虹彩眼，從輕盲到

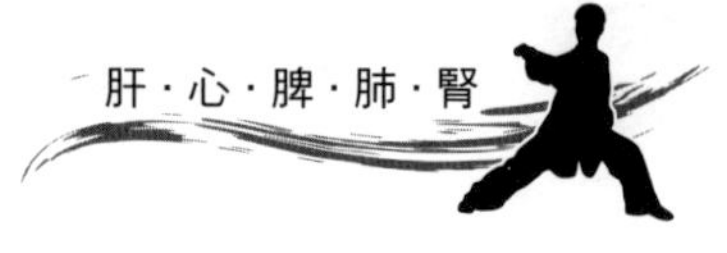

眼盲。「膽固醇」有低密度膽固醇、中密度膽固醇、高密度膽固醇等三種，血管栓塞主要觀察指數是看高、低密度膽固醇，高密度膽固醇高不用擔心，它可代謝血脂肪，但是低密度膽固醇高時，就算控制飲食，因無法代謝血脂肪，一點點脂肪日積月累的脂肪淤積於血管，仍然會有血管栓塞以及高血壓症狀。後腦風池穴脹痛為膽火旺另一個反射症狀，膽虛風池穴呈現痠軟現象，膽固醇發生於肝，不在膽。

「心臟」：五行為陰火，它由右心房、左心房、右心室、左心室、心室中膈、心包膜等所組成，體靜脈血流入右心房（紫宮），右心房靜脈血經三尖瓣流進右心室，右心室靜脈血經肺動脈到肺泡（氣舍），進行氧氣與二氧化碳交換，交換後的新鮮血液，經肺靜脈流回左心室，左心室收縮將血液打入左心房，再經主動脈弓主動脈進到體動脈，而至全身組織細胞，此為心臟血液循環系統。如果內傷由後來的在右心房，右心房橫紋肌膨脹，右心房火旺，橫紋肌繃緊長期形成僵硬，心臟在行使舒張收縮時，左心房右心室左心室正常伸縮，右心房卻不動或減緩速度，這就是「心律不整」由來，也就是不管哪個心房或心室的心肌緊繃或鬆弛，均會影響心臟跳動規律的心律不整。而在中醫而言，右心房為胃之母，也是神之所在，右心房火旺其子胃旺，胃長瘜肉機率高。心智方面志氣旺盛。如果內傷由前面來，右心房氣往後走形成虛症，心肌呈現鬆弛之心臟肥大，右心房蠕動不佳，體靜脈血回流減緩，身體組織過多靜脈血，造成手腳冰冷，嚴重成畏寒。母虛子也虛的胃虛

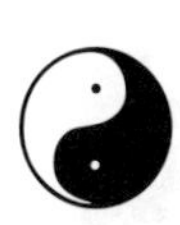

症，胃靜脈血多動脈血少現象，嚴重為胃虛寒，潰瘍性胃痛症狀（陰極轉成陽的虛火），於此有一點西醫無法置信的是，我們用中醫理論，將胃虛火（胃發炎）的氣瀉至肺，陽土生陰金，再小補於胃，胃炎消了，嚴重連瀉至膀胱，潰瘍性胃痛不痛了，不用胃乳稀釋胃酸或消炎藥，中醫其妙處就在這裡。「五神」方面右心房虛會有心慌感覺，心跳加速。右心室內傷，右心室心肌僵硬或鬆弛其血液到肺泡變少，呼吸短促，心臟無力感，右心室對應其竅舌繫帶變長的「大舌頭」。左心房對應的是舌繫帶變短的「口吃」，左心室心肌緊繃或鬆弛，左心室空間均會縮小，血液進到主動脈變少，自律神經會反射使其加快收縮，血液流速快體溫升高，燥熱，手汗腳汗，異常流汗等症狀。心室中膈下端內傷，反射極泉穴（汗腺）鬆體味跑出來「狐臭」由來，嚴重情況是身體感覺外涼內熱症狀。心室中膈如由腦神經拉緊，心臟有如被吊起形成「夾心症」，會忽冷忽熱症狀，就是有時右心房緊有時左心室緊。心臟三分之一被橫隔膜包覆著，如果胸椎有扭曲情況發生，橫隔膜會將下心臟隨之扭曲，往前右扭右心室三尖瓣，此為「三尖瓣脫垂」由來。精神上三尖瓣有如三條路，心智上會反射成一會要那樣一會要這樣，舉棋不定的心態。心臟往左後扭造成「二尖瓣脫垂」。「心肌梗塞」心臟內傷導致心肌緊繃而纖維化，長期形成心肌僵硬影響心臟舒張縮收功能，如果心臟曾發生多處內傷，心肌梗塞機率非常高，西醫治療方式是開刀手術，將僵硬心肌割除。無相氣學調理方法，將心臟內傷排除，也就是將使心肌膨脹的氣排

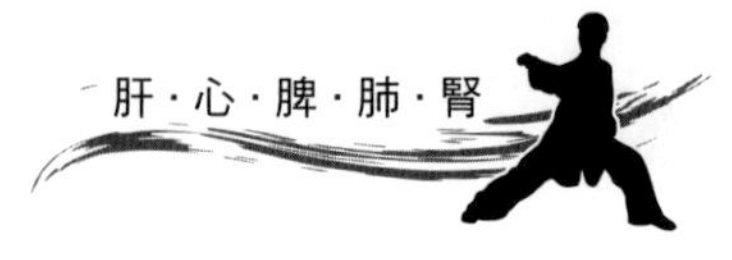

除，即使已僵硬之心肌，瞬間心肌彈性可恢復至正常狀態。「主動脈弓剝離、靜脈曲張、痔瘡」等血管疾病在腦神經陳述。

「小腸」：陽火行衛氣之能，吸收食物養分也。尚有另一功能是代謝空氣（從上呼吸道食道進來的），在上手臂外側有一穴道名為消濼穴，「濼」河洛話氣泡破裂之音，消濼穴為調理小腸脹氣穴道。小腸火初期吸收功能速度快，飯後容易餓，中期小腸組織細胞膨脹成相反生理現象，小腹脹，養分吸收不良，食慾不振，氣體無法代謝的「腸脹氣」，嚴重無食慾，查不出原因的腸脹氣，西醫認為是腸沾黏需開刀解決，事實上腸脹氣，小腸相互擠壓，不沾黏才奇怪，老祖宗用消濼穴讓我們了解小腸有代謝空氣功能，反推脹氣由來，如再由氣測其火之源，調理連根拔除。小腸火旺上頂胃到胰的胰虛，胰為小腸之子，陽火生陰土，胰虛看輕重有不同症狀，中醫物理辨證科學也。小腸虛症；小腸氣往後走，形成小腸氣虛的蠕動不佳，養分吸收不良，吃不胖，小腸組織呈現瘦小，大腸乘虛而入形成大腸火旺，羊大便或便秘的大腸症狀隨之而來。

「脾胰」：五行屬陰土；土性居中發四方，土虛四肢冰冷，反之土旺身體燥熱。胰臟平衡激素有調節體溫功能，因此就算患有胰臟癌患者，也不能將胰臟全部割除，因為胰臟全割除，人沒有體溫就活不了。然而由上段心臟病機詮釋，土虛四肢冰冷是陽土虛，胃虛寒為果，因在右心房虛造成的身體冰冷現象，土旺的燥熱是心虛脾火旺或肝虛心火旺造成的。西醫生理解剖學，胰臟有內分泌與外分泌兩種，內分泌有生長激素、胰島素、體制細胞（平衡激素）、S激素（抑制激素）。外分泌有蛋白酶、脂肪酶、澱粉酶。三酸甘油酯為脂肪酶異常而來，三酸甘油酯高造成血管栓塞原因之一。脾臟由紅髓與白髓所組成。中醫論述：五行：土五體為肌肉，五氣為溼。脾主意。氣的論述；脾反射於腦為松果體，胰臟對應腦下垂體，脾緊（虛症）松果體隨之緊（虛），脾胰本一家，松果體虛就會影響腦下垂體，進而影響生長激素，身材短小就需要從脾、胰、腦下垂體、松果體等找原因。脾主意另一方面是呈現心理層面，躁鬱症焦慮症之陰陽症狀。五行論述：肺主皮毛，土生金，土五氣為溼，金五氣為燥，也就是乾燥的皮膚需要土來潤溼，胰虛皮膚呈乾裂症狀，營養不足。西醫稱異位性皮膚炎，乾癬等輕重症狀。胰火旺成濕疹、牛皮癬症狀，在肺氣管支氣管黏液以及肺泡堅潤滑液異常分泌形成痰。胰氣往後走本臟成虛症的功能性不佳，胰島素虛的糖尿病，氣由後來形成胰火旺，胰火旺溼氣強造成乾燥皮膚呈現濕疹症狀，營養過剩呈現代謝過度的脫皮，或皮下水泡的濕疹，胰之虛實均會影響平衡激素異常，神經元之鈉鉀離子通透不良的皮膚癢，如脾胰均火旺，土剋水，就會癢到骨頭。局部乾癬或濕疹原因，是胰臟不同點內傷反射於不同皮膚部位呈現之，由氣的路線可以探索出來，因此方說氣會說話。脾臟白髓為最大免疫系統，其功能為協調白血球生成數量，如量多又平衡激素異常白血病由來，紅斑性狼瘡也是此病機，白血球反噬正常細胞。脾臟上方會反射至頭，鼻頭為脾之竅，因此脾臟上方內傷，鼻頭撞傷，形成鼻子過敏（虛症），鼻頭後腦撞傷，氣衝鼻的鼻竇炎（實症）均會形成對應關係的頭脹暈眩症狀。脾中間內傷會經陰督穴反射到胰臟平衡激素。脾臟紅髓協調血紅素、紅血球，血小板生成數量。虛症：紅血球量少，貧血性頭暈、皮膚紅斑（血小板量少）、地中海貧血等症狀。脾臟下方內傷則會影響到子宮（內竅），虛症：營養缺乏、子宮虛寒白帶，如傷到紅髓呈現赤白帶，子宮壁薄容易流產或不孕症，實症：營養過剩，子宮壁厚實或肥厚症，子宮內膜異位，胎盤不易脫落，月經異常疼痛等症狀。下病上醫：果在子宮，因在脾。

「胃」陽土：將食物輾脆，加上胃酸膽汁溶解食物可吸收之型態，胃小腸中醫稱行營衛之能。「胃脹氣」有多種原因，胰火旺前頂胃，胃空間被擠成假性胃脹氣。氣從脊椎第七或八椎衝來，有如加壓使胃氣體膨脹的胃脹氣，屬胃火旺。有小腸上擠的胃脹氣，三焦火引起的胃脹氣，脹氣胃的橫紋肌蠕動不佳，又自律神經感覺胃有東西，不想吃東西的食慾不振，事實上胃空空，胃酸就會侵蝕胃壁，造成胃發炎，嚴重形成潰瘍性胃痛，稱「胃潰瘍」，胃橫紋肌蠕動不佳皺褶多，胃皺摺內幽門桿菌大量繁殖，此為西醫對胃潰瘍看法。胃虛症；前撞，胃氣往後走行成本腑虛症，胃弱蠕動不佳，食物不易分解，飯後胃顛刺感不舒服，也是吃不胖。胃虛寒，吸到冷空氣胃感覺涼或冷，潰瘍性胃痛其因來自右心房，上面心臟已有陳述。

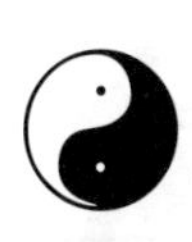

「肺」：陰金。主要功能：空氣借呼吸由風門（鼻翼）口腔經上呼吸道、氣管、支氣管進入肺泡，進行吸氧氣吐二氧化碳之代謝作用，空氣氧氣約占百分之二十一，氮氣約百分之七十九，氮氣分子比氧氣大，肺泡孔剛好讓氧氣可通過，氮氣卻無法進入，二氧化碳雖分子比氧氣大，它需經肺負壓將其排出體外。潛水夫病是海水壓力將氮氣擠壓（濃縮狀）至可經過肺泡，而進入骨髓，當壓力與大氣壓力均等時，氮氣體積膨脹恢復原來大小，氮氣就無法經呼吸排出體外，因此潛水人員需階段性上升的浮出水面，讓氮氣可排出體外，否則就會得淺水夫病，就算於游泳池深處也不可快速浮出水面，道理相同。中醫也有換氣說法，穴道風門穴為鼻翼，環跳穴為氣管，氣戶穴為肺，氣舍穴即肺泡，陰市為交換氣體。然中醫與西醫論述稍有不同地方，「五行論述」肺屬陰金，主皮毛，五氣屬燥，五色白色，走向金性內聚，五竅眉毛上屬陽金（大腸），眉毛下上眼瞼屬陰金（肺），鼻翼屬肺之竅，這些是西醫無法致信理論，「白斑」典型金性內聚症狀，白斑等於呈現本臟顏色白色，內聚土之氣不入，土氣無法入金而生，肺不同位置呈現皮膚不同局部的白斑，因為內聚氣拉緊會擴散至其他部位，稱白斑擴散，調理需由白斑腦神經的反射點放鬆。

「肺扁塌」亦稱肺泡擴張不全，中醫稱肺虛症，早產兒由於顱門頭骨尚未長成，腦前葉神經無法承受大氣壓力，反射致肺的擴張不全的肺扁塌，西醫是用正壓灌氣方式使肺泡擴張（由鼻孔插呼吸管）。如果再做一個壓克力罩子蓋住嬰兒頭部，效果會更理想，無相氣學

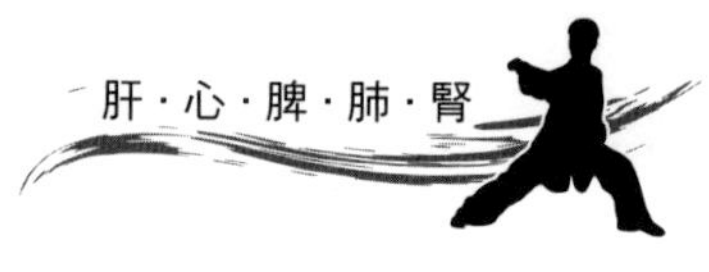

調理方法，以內撐外張的氣調理，內撐類似灌氣方式，外張如西醫鐵肺儀器（外負壓），效果不在話下。肺虛症之扁塌，肺氣往後走，肺泡虛的彈性不足膨脹不全，胸悶吸不到氣，兩種調理方法，補胃（陽土）生陰金，內傷排除（為佳）。「肺脹氣」氣從後面來的氣衝肺（實火），肺泡過度膨脹的彈性不足，胸悶吸不到氣，兩種調理方法，從膀胱瀉肺火，金生水，內傷排除（佳）。「肺感冒」引起的肺脹氣，調理請參照感冒篇。「氣胸」有外傷異物穿破肺造成氣胸。內傷引起嚴重肺實火，肺泡過度膨脹而破裂，再撐破肺臟層膜，氣漏於胸膜腔，反壓肺導致肺泡無法伸張縮收形換氣功能，無相氣學調理方法，外傷做傷口調理含止血、傷口縫合，以氣接氣做肺臟層膜縫合，氣引胰臟平衡激素代謝掉於胸膜腔之氣。內傷做內傷排除調理，肺臟層膜縫合，氣引胰臟平衡激素代謝掉於胸膜腔之氣。「血胸」原因大致有兩種，一外傷異物穿破肺，二肺血管破裂，血液流入胸膜腔反壓肺，導致肺泡無法伸張縮收形換氣功能，無相氣學調理方法，止血，肺臟層膜縫合，氣引胰臟平衡激素代謝掉於胸膜腔之血液。肺血管栓塞的血管破裂內出血，現實面這種案子，除非是大醫院，不然其他中醫診所，或是傳統民俗調理，根本接不到此種案子，因此調理方法己乎無法實現。另一名詞肺中風，調理先通肺動脈血管，其他與上面雷同。「膿胸」細菌感染於肺形成膿胞破裂，帶菌的組織液流入肺膜腔，中醫不同論述，此為嚴重肺癰，而肺癰來自肝火旺，不同火旺點形成不同臟腑之癰症，如肝癰、心癰，腎癰，子宮癰（子

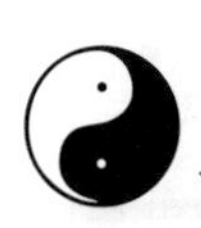

宮蓄膿）等。調理從因瀉（肝火），連瀉為佳，再做肺患部殺菌調理，引胰臟平衡激素代謝掉於胸膜腔之帶菌組織液。「肺積水」其因來自腎臟，腎靜脈血回堵於肺，肺動脈血之水分積於肺泡細胞，其水透過肺臟層膜，水流入肺膜腔形成肺積水，調理從腎調，辨證為先，腎虛腎火旺調理不同，再引胰臟平衡激素代謝掉於胸膜腔之積水。「肺結核病」結核桿菌感染引起的，屬於頑菌一種，無相氣學殺菌調理需天天調。「慢性支氣管炎」一般稱呼吸道疾病，中醫稱百日咳或千日咳。困難即病之一，上呼吸道或氣管支氣管痙攣，氣管絨毛反射的癢咳嗽，有些中醫會用少商穴、商陽穴針灸調理。氣學探索，氣管（環跳穴）雖在胸部，但氣管支氣管為中空，屬腑，與大腸同屬陽金，即商陽，氣的顯像來自額頭前葉腦神經下拉氣管支氣管緊，引起高頻率咳嗽，頻率高的咳嗽造成肺脹氣，氣壓胰臟影響平衡激素異常，溼從肺出的咳痰，如肺脹氣不足以壓胰，即成為乾咳症狀。此症上有鼻涕倒流、骨質疏鬆，尿泡泡等症狀。「五神」肺藏魄，右肺行生理功能，左肺外下側藏魄。

「大腸」陽金：功能吸收已被吸取食物渣（糞便）水分。中醫五行論述陰土生陽金，脾胰為母大腸為子，陽金生陰水，大腸為母腎為子，火剋金，小腸在大腸之上，小腸火旺擠壓大腸之物理現象，小腸火旺大腸受壓影響吸收水分功能，稀便或拉肚子（下痢），此為典型大腸虛症，另外腰椎第一或第二椎擠壓或下陷，自主神經（督脈）牽引大腸神經的虛症，症狀稀便或拉肚子（下痢），此症神經還有影響前肩頸肌肉緊的症狀。大腸火旺：

小腸虛大腸反乘的火旺，大腸過度吸收水分，輕者羊大便重者便秘。大腸火旺，氣止於大腸下不到腎的腎虛，也可說大腸擠壓腎的腎虛症，然而大腸長度長，不同氣阻點影響腎上腺，類風溼性關節炎症狀，影響腎臟有腎水腫，痛風等症狀，間接影響膽的眼睛症狀。「痔瘡」為直腸靜脈問題於腦神經陳述。

「腎」陰水：腎臟作用功能：腎絲球過濾血液雜質，腎小管回收電解質（鈉、鉀、鈣）。腎上腺素功能，分泌荷爾蒙，性功能生殖能力。中醫把脈左腎右命門，腎指的是腎臟，命門就指腎上腺素，腎虛是腎臟虛症，腎虧為命門虛。五行論述：腎屬水體為骨色黑，竅為耳，子為膽母是大腸，五神藏驚命門藏精。腎虛症：腎氣由後往前走，腎臟組織鬆弛，腎靜脈血流速度減緩，靜脈血回堵於組織細胞，初期全身脹氣，慢慢血液之水分滲透於全身細胞的「腎水腫」，滲透於肺成「肺水腫」，滲透於肝「腹腔積水」，如往上滲透於腦另一種「腦積水」腦高壓，高血壓等症狀，而腎虛尚有腦神經往下拉緊形成腎臟縮小的一種現象，大腸火氣下不到腎的腎虛症，嚴重血液尿酸淤積於骨頭關節形成「痛風」症狀，土剋水脾火旺下壓腎的腎虛症，當腎絲球過濾功能變差，血液雜質日積月累的淤積就變成「腎結石」。又腎臟虛會反射到內耳半規管的虛症「耳鳴」。腎火旺；氣從腹部來氣衝腎的腎火旺，有細菌感染的腎火旺「腎臟炎」，例如：腎臟感冒，由尿道感染延伸的腎盂腎炎。腎火旺使腎臟組織細胞膨脹，進而壓迫靜脈血管，導致腎靜脈血減少流

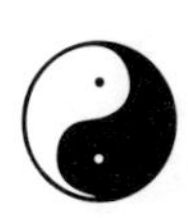

入腎臟，其造成的症狀與腎虛症雷同，內耳半規管氣脹聲音不入的「重聽」，嚴重成「失聰症」。腎臟痛如是腎結石或腎盂腎炎引起的，而腰痠痛常被誤認為是腎脹痛，這種只要仔細觀察腰部，即可看出腰左右不對稱或是腰椎下陷造成的，辨證很容易區別。「遊走腎」腎臟臟層外脂肪不足，形成腎臟與大腸空隙大，較大的運動腎臟會像盪鞦韆般晃動，此為腎虛症一種，其氣反射到小肝火旺，也就是遊走腎虛從小肝找病因。腎臟退化萎縮或腎虛症的縮小，這都會造成腎小管沾黏，影響電解質（鈉、鉀、鈣）的回收功能，造成「骨質疏鬆」尿泡泡（蛋白質）等症狀，也有後腦神經下內拉引起的。腎虛也會形成膽虛（膽為腎之子），進而反射到雙眼的虛，兩眼矇矇的視力模糊。「腎中風」腎動脈上的腹主動脈有栓塞情形，導致腎臟微細動脈破裂而得名。腎臟癌大部分是其他部位癌正轉移來的。「類風溼性關節炎」；中醫屬痹症。目前醫學尚無真正病因發表文章，大陸安徽中醫學院2001年曾於中國基礎醫學雜誌發表；類風溼性關節炎中醫學病機探討，實驗案例總數一百例，歸類病機為氣血不足、影養失調、脾胃虛弱、溼濁內生，痰瘀互結、脈絡阻滯。臺灣由中國醫藥大學，長庚大學傳統中國醫學研究所，輔仁大學應用統計研究所，銘傳大學管理科學研究所，彰化基督教醫院內科於J Chin Med 12(2):81-89,2001共同發表；類風溼性關節炎中醫臨床診斷研究。採樣數六十例。大陸以及臺灣兩地均以經典詮釋病理機轉，再以統計學模式做出實驗報導。如用氣學角度來看，痛風是實症，骨頭關節氣脹（尿酸淤

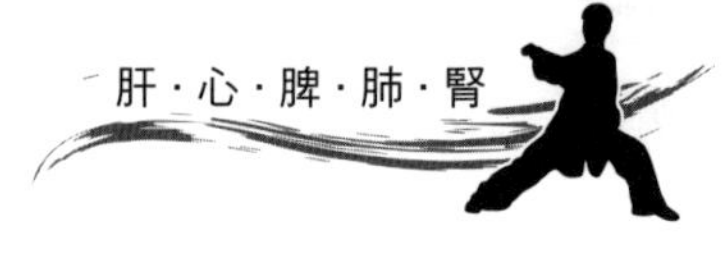

積），類風溼性關節炎是虛症，骨頭關節氣虛，為另類骨質疏鬆，先了解類風溼性關節炎有什麼症狀；關節發熱、腫脹、疼痛、僵硬、睡醒全身僵硬（休息後更惡化），最常見對稱性的手、腕、足等小關節病變，導致關節軟骨以及骨破壞，繼而惡化成關節僵直、畸型。本人調理過最嚴重患者，雙手指至掌指關節骨頭退化到幾乎摸不到骨頭，第一掌指剩如小鳥細般骨頭，脊椎多處沾黏，頸椎沾黏第四五椎緊縮至破裂的粉粹性骨折，胸椎肋骨往內擠壓，呼吸困難，進食嘔吐。這類患者均有頭頂撞傷的共同點，頭（腦）的氣往下衝撞，受氣的阻點在大腸，大腸長度很長，不同點的氣傷，反射到腎臟不同位置，傷到腎臟腎絲球緊無法代謝尿酸成痛風，傷到腎上腺影響生長板緊（關節骨髓），初期關節骨髓緊縮，生理變化是關節發熱、腫脹，中醫稱陰極反生陽。接著疼痛、僵硬、睡醒全身僵硬（休息後更惡化），骨頭關節硬背神經拉緊繃的極限，如此的疼痛非言語可形容，逐漸惡化手、腕、足等小關節病變，關節骨頭萎縮（退化），關節韌帶異常緊縮導致手、腕、足扭曲變形，如果到了脊椎、頸椎沾黏，或脊椎變形扭曲以及緊縮至粉粹性骨頭破裂，有如骨頭硬被掰斷，此時已成不可逆之症狀，治不好也，能保持現況已屬功夫高等位階。初中期將頭頂內傷排除，鬆大腸緊的神經節以及腎上腺神經結緊的點，症狀可獲得明顯改善。碰到輕微症狀本人都會盡量調理，有時都無法想像患者是如何度日，不少患有此症而輕生案例，何罪之有？令人婉惜不捨！

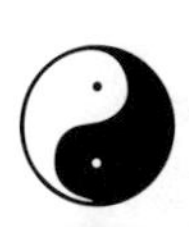

「膀胱」陽水：功能，尿液儲藏器官再經尿道排出體外。膀胱結石：經常憋尿造成尿液濃度過高，日積月累而形成結石。本人碰過有髮夾經尿道滑入膀胱，多年後造成的結石，此種案例就需借重西醫開刀取出。恥骨受傷傷及尿道副交感神經，「頻尿、尿不乾淨，漏尿」，小朋友尿床等症狀，傷及交感神經男性「舉而不堅」鬆軟無力，女性「陰道乾澀」房事疼痛，一般辨證會誤認為腎虧症狀，女性還有產後子宮收縮不全，子宮壓迫膀胱造成的，過度肥胖下腹腔脂肪壓迫膀胱症狀，而尿道交感副交感神經均會由迷走神經反射到腎上腺，恥骨是因腎上腺是果。膀胱虛症；恥骨內傷膀胱氣由前往後走，膀胱組織肌肉氣虛扁塌，少尿，尿液回堵於腎。肺火膀胱虛，中醫稱水虛金火旺，肺為膀胱之母，氣阻於肺（火旺），氣下不到膀胱的虛症，還有脊椎擠壓或下陷，以上中州為界造成的上實下虛膀胱虛症。膀胱實症（火旺）；氣從薦椎來提供膀胱能量的火旺。還有脊椎擠壓或後凸，以下中州為界造成的上虛下實的膀胱實症，也有金虛水火旺，氣在膀胱的子旺母虛。膀胱火旺其組織肌肉膨脹，膀胱空間變小，少尿，尿液回堵於腎，因此不管虛症實症久病不治，尿道發炎，嚴重成「尿毒症」。

「腦神經」百會：中醫講脾沒講頭，脾主意，再以穴道表達腦的生理狀態，如百會穴（中樞神經）、神庭穴（腦額葉）、顖會穴（額骨）、天衝穴（腦動脈）、頷脈（腦靜脈）、顱息穴（太陽穴、顳淺動脈）腦空穴（顱內）、腦戶穴（整個腦）、天池穴（腦脊髓液）、天泉穴（松果體）、天溪穴（大腦導水管）、通天穴（自主神經）、天府穴（後腦、中腦以後）、目窗穴（眼眶）、瞳子髎（睫狀肌）、承光穴（瞳孔）、眉衝穴（眼動脈），天牖穴（腦左額葉）、天窗穴（腦縱裂）、天容穴（顏面）、天柱穴（環椎）、懸顱穴（胸鎖乳突肌）、懸釐穴（胸鎖乳突肌韌帶）、完骨（額骨）、率谷穴（中央溝）、頭竅陰（眼瞼）、頭臨泣穴（淚小管）、承泣穴（淚腺）、絡卻穴（延腦）、頷厭穴（蝶骨）、天鼎穴（枕骨）、曲差穴（腦溝）、上星穴（腦乳頭體）、頭維穴（腦神經）、曲鬢穴（顏面神經）、上關穴（上頜骨）、下關穴（下頜骨）、迎香穴（篩版）、耳門穴（外耳道）、聽宮穴（內耳）、耳和髎（外耳軟骨）、聽會穴（半規管）、瘈脈穴（內耳動脈）、翳風穴（內耳鼓膜、亦稱耳膜）、頰車穴（顳顎關節）、口禾髎（牙齦）、兌端穴（牙齒）、承漿穴（唾液腺）、水溝穴（唾液管）、巨髎穴（所有頭蓋骨接縫處）、顴髎穴（顴骨與額骨接縫處）、大迎穴（三叉神經）、正營穴（思想導正）、承靈穴（與其他靈交會處）。以上穴道也可說是中醫頭部生理解剖學，每個穴道需要類似測字般拆解其意，方知其功能，然而腦部的病機卻無法提供明確信息，前面章節從百會穴談經轉臟、臟轉經之意涵，就需先了解百會（腦）的病機，其病機分兩種：內在因素與外在因素。「外在因素」外傷；腦脊髓液裹覆著腦避免腦直接與顱骨碰撞磨擦而受傷，當頭受到碰撞，腦在顱內會造成震盪，不同部位的外傷形成腦脊髓液異常分布，受撞擊部位腦內壓力呈現反

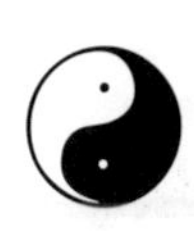

差，腦神經被拉扯，腦血管受壓迫，由此發生種種疾病，嚴重型顱內出血，血液與腦脊髓液壓迫腦的腦壓高，導致腦細胞功能停頓，呈現昏迷狀態。中度腦神經被拉扯的頭痛，傷到海馬迴的短暫失憶，傷到松果體反射到脾胰會噁心嘔吐等症狀，又脾的「五神」焦慮、緊張、注意力不集中等的精神上顯現出來。輕微的撞擊也有許多我們想像不到的問題發生，頭右側撞，氣往左腦衝，形成左腦脹，當壓力到左頭顱，壓力反彈左眼受力的脹，容易有「左偏頭痛」氣由右耳衝左耳的左耳聲音不入，「左耳重聽」。左腦側撞同理，右腦脹、右眼脹、「右偏頭痛」，氣由左耳往右衝的右耳聲音不入的「右耳重聽」，頭的左右撞如拉扯到內耳前庭神經就會有「頭暈，耳鳴」現象。右額頭前後撞傷；右腦為運動區，此區的腦壓異常，「好動、過動兒」發生於右腦細胞過度興奮，而右腦神經往下影響，肝緊的肝虛火，肝緊將肝內脂肪擠出的「脂肪肝」，大腸升結腸的蠕動不佳，糞便淤積於升結腸，降結腸卻無糞便，此種便祕不易辨證，右後腦神經會影響腎小管拉緊的腎小管沾黏，反射到骨盆、大腿骨、小腿骨的下半身骨質疏鬆，造成以上輕重等等不同症狀。額頭前撞，壓力在後腦，腦脊髓液被擠壓，由鼻咽管流出變成「鼻涕倒流」，後腦撞的，壓力在前腦，腦脊髓液從鼻淚管流出「鼻涕或鼻水」症狀。腦神經依輕重影響不同症狀；前腦神經下拉雙手指緊，重者不易張開，更嚴重再下拉雙腳外展拇趾肌緊的「足底筋膜炎」，中間下拉胰臟緊得胰島素虛症，胰島素分泌不足的糖化血色素高「糖尿病」，沿脊椎前脊

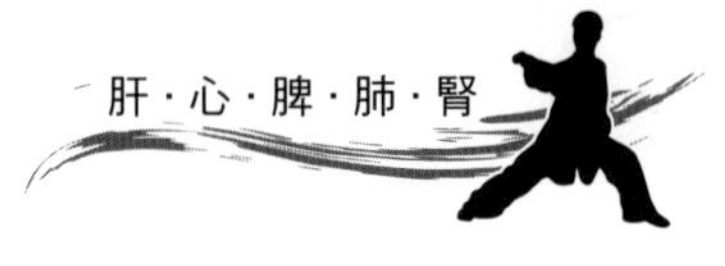

側下拉至尾骶骨，如加上經常彎腰做事（農人居多），「彎腰駝背」腰挺不直，此症也有跌坐傷造成脊椎後凸引起的，如前腦神經拉的是前脊椎旁的神經，下至直腸靜脈止回瓣閉鎖不全，則為「內痔」，後腦神經往下內拉腎小管緊，腎小管沾黏影響電解質回收，全身性骨質疏鬆，沿脊側神經下拉肛門旁靜脈血管神經「痔瘡」症狀。左額頭前後撞傷；左腦影響的症狀，左腦神經下拉三叉神經緊，下巴偏左的咬合不正，睡覺磨牙聲，嚴重拉到內顎神經緊的張口不易，或「內顎神經痛」，另一條左腦神經下拉左手拇指食指緊，嚴重還以為是肘關節扭傷的肘關節疼痛，神經下拉在拉頸椎第三椎左移，「頭右偏」，左腦靠中間的則成右背緊，下巴偏右的咬合不正，神經下拉頸椎第三椎右移的「頭左偏」，左腦神經下內拉心臟呈長條型的「夾心症」，發作時會忽冷忽熱症狀，如果再偏一點的腦神經，下拉主動脈弓神經緊，造成「主動脈弓剝離」機率很高。內傷的點如在腦下垂體，身材短小「侏儒症或巨人症」，鼻樑「山根」前撞兩眼往後擠，壓迫視神經「弱視」症狀，後撞氣往前衝，兩眼凸，如傷的點在瞳孔形成瞳孔放大的「散光」症狀，鼻頭撞到，鼻子疼痛，鼻淚管被撞開流鼻涕，氣往後走使延腦氣脹，影響其周邊神經繃的緊，日後「阿茲海默症」病發機率高，而鼻為脾之竅，鼻傷反射回脾胰，鼻子過敏癢「打噴嚏」，又脾主意，脾再反射至頭的頭脹頭暈，後腦撞氣往前衝，壓力在鼻竇，這就是「鼻竇炎」的原因，鼻淚管被擠開流鼻涕，同理鼻子過敏癢「打噴嚏」以及頭脹頭暈症狀，延腦或小腦的

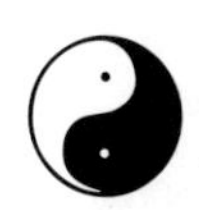

傷，腦脊隨液往上擠壓，上腦興奮得不好睡、失眠症狀，氣擠壓到內耳會有「耳鳴」症狀，外型的鼻頭扁（下陷），上下牙齦不對稱或戽斗等不正常臉型。

「主動脈弓剝離」：此症突發性致死率甚高，其病理機轉仍需特別說明，雖然上面已有陳述其病因來自左額頭前後撞而來的，左腦神經下拉主動脈緊的腫脹。心臟左心房收縮將動脈血送出，經過主動脈弓，如主動脈弓緊，動脈血受阻，主動脈弓靠近左心房，主動脈緊左心房膨脹（左心室收縮），此時心臟會有突然停頓感，如果患者有心臟肥大（實症）舊傷，心肌緊繃，「心肌梗塞」機率升高。心臟舒張時左心房收縮左心室膨脹，主動脈弓緊左心房又緊，兩邊同時拉緊，主動脈弓血管七層組織被拉開，造成剝離現象，這就是所謂主動脈弓剝離。然而腦神經只是一個統稱，其涵蓋交感神經與副交感神經，兩條神經同時興奮，形成主動脈弓剝離。同時抑制造成心肌梗塞。然而主動脈弓剝離、心肌梗塞這兩症致死率甚高，又經常是突發性發作，發作時調理不能以正常從頭的疾障歸原調理，中醫調理原則：從重從新，此時需先放鬆腦交感神經與副交感神經，症狀馬上可獲得緩和，然後再做疾障歸原調理，當然包括三叉神經（下巴偏左或偏右），頸椎移位（或左或右），再次先放鬆腦交感神經與副交感神經，如此才不會有復發情況發生。

「內在因素」頸椎扭曲造成頸椎兩側頸動脈一邊緊一邊鬆，緊的這邊腦供血少的虛症，鬆的這邊供血過多，久而久之形成「腦瘤」。頸椎擠壓或位移，腦脊隨液回堵於腦的腦興奮，失眠、不好睡，而頸椎往後移，甲狀腺被拉，形成甲狀腺虛症（T3低下），前移甲狀腺亢進（T3.4）偏高，發生於第三四椎，眼動脈回堵兩眼凸，發生於第五六椎甲狀腺腫脹，胸椎第一二椎擠壓，腦脊隨液回堵於腦的腦興奮有失眠、不好睡症狀，鼻塞，肩頸肌肉緊，肺虛，膀胱火等症狀，如傷到天突穴則會有脖子緊現象，肺之竅在鼻翼，因此肺實證虛症均會反射至鼻翼的鼻塞，實症鼻翼組織被繃緊，虛症鼻翼組織被拉緊，肩頸肌肉（斜方肌）實症被繃緊，虛症被拉緊，嚴重肩頸肌肉痠痛，肺氣由前往後走，肺泡呈現疲軟的膨脹收縮不全的換氣不足，胸悶，實症氣從後來使肺泡過度膨脹收縮不全的換氣不足，胸悶，中醫稱肺實火，當肺虛時其子膀胱（氣走任脈迷走神經）反成火旺，肺氣全下到膀胱的旺，肺火旺其子成虛症，氣堵於肺部下膀胱成虛症。胸椎第三四椎擠壓，腦脊髓液回堵於腦的壓力不如一二椎強，症狀減輕為不好睡或淺眠，鼻塞，肩頸肌肉緊，肺虛（或實），膀胱虛（或實）其理與一二椎同，如傷到璇璣穴則會有頭暈現象。再看腦神經之反應分交感神經、副交感神經兩種，交感神經為興奮作用，緊縮代名詞，副交感神經為抑制作用，鬆弛現象，動脈血管有七層組織，交感神經與副交感神經交替作用，正常情況下交感神經興奮副交感神經就抑制，副交感神經興奮交感神經就呈現抑制，肺的一吐一吸，心臟的舒張收縮也是這個生理現象，如果交感神經與副交感神經同時興奮或同時抑制，肺泡不動，心臟不動，套句俏皮話「就死給你看」，如果發生在動脈，動脈七層就會

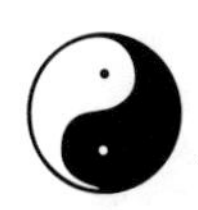

產生剝離現象，醫學名稱「主動脈弓剝離」，發生在眼睛稱「視網膜剝離」。靜脈有五層組織，靜脈一小段距離就有止回瓣，靜脈血靠止回瓣將血液送回心臟肺臟，腎臟等器官，靜脈旁神經不對稱拉緊，止回瓣交感神經與副交感神經同時興奮或同時抑制，止回瓣無法閉合造成靜脈血淤積，靜脈血管因而膨脹，又有不對稱神經拉緊，靜脈血管呈現蛇狀腫脹血管，這就是「靜脈曲張」由來，主要原因氣的呈現是顱內神經影響皮肉層神經緊引起的，中醫傷科經皮由此可的到應證。

腦中之腦「松果體」，自律神經問題由它而起，各種情緒跟它又是息息相關，脾主意反射即是松果體，脾虛脾的氣縮小氣往上至松果體，松果體氣脹擠壓腦的頭脹頭暈，精神上反映出躁鬱現象，脾火旺，脾的氣脹松果體的氣虛（脾的氣不去松果體），精神反射為脾氣大或焦慮情況。其他肺、腎、肝、心的五神問題同樣會反射到松果體，請參閱「五神五志」，現在標示五臟發生點肺（魄）藏在左肺外下尖，腎（驚）藏在腎上腺內側，肝（魂）在小肝右下尖，心（神）藏在右心房上方，脾（意）在脾的上方。也就是說當一個人突然精神上受到極度刺激，如失親、失戀、重大汙辱、強暴、重大疾病等等，就以最常見失戀例子來看，精神轉換成生理疾病，症狀；脾氣暴躁，心跳加速窒息感，血壓衝高，頭痛頭脹，移動式局部痠痛。氣的顯像松果體虛，脾的氣脹（旺），肺、腎、肝、心等臟虛症，此時屬躁鬱症，如果松果體轉成實症時，躁鬱轉成憂鬱，想不開的機率大增，調理心理生理都要同時進行，方有理想效果。

小結：腦神經幾十萬條密密麻麻，從上而下連接身體各部位骨頭關節、肌肉韌帶以及五臟六腑，各腺體，內分泌外分泌，表層的神經結劇痛等等，所有心理生理功能，因此由腦部影響的疾病絕非短短幾篇文字可敘述完成，重點是腦部病變的辨證思維需重新建立，使中醫辨證更細膩無遺漏處，疾病治癒率的不斷提升，發揮中醫獨特優點。

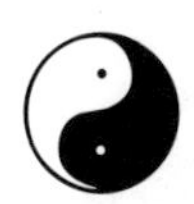

「靈擾」：人們對看不見無肉體的靈魂，大都懷有恐懼感，一般民俗專家用八字低的人比較容易被卡（靈擾），無相氣學以電子詮釋這個問題，人體有如一個磁場，磁場裡陰陽離子緊密結合，此時外邪無法入侵，如果有電洞出現，而外來靈魂離子剛好與電洞大小相同，外來靈魂即藉此電洞連接，進而影響被連接之人的生理心理層面，因此不是每個人都會被騷擾，就算有電洞也非隨便會被卡，為何會有電洞產生？一般是嬰幼兒時期的過度驚嚇造成的，外來靈魂有好有壞，家神或是過往長輩是來保護的，不相干的靈魂偏屬壞的稱外邪。如何避免靈擾機率發生，不要隨意供奉家神以外神明，尤其多尊神明，這會引起宣賓奪主以及權位之爭，輕者影響身體健康，破財消災，諸事不順，重者家庭破碎的妻離子散的困境。平時抬頭挺胸讓膻中穴彰顯，白天膻中穴為元神之所在，等於告訴外邪我在家，你不要來干擾。簡單收驚法，用掌心輕拍兩肩胛骨中間約胸椎第四椎背部（膻中穴後背），讓元神與肉體緊密結合，早期河洛話前三後四，嚇到無帶志（沒事之意），就是用拍背來收驚。「山、醫、命、相、卜」玄學，醫者對靈學、陽宅不可不知，不然調理就會出現不可理解盲點。

「陽宅」：地球是一個大磁場，房子是一個中磁場，身體是一個小磁場，大中小均會造成相互牽引之物理效應，勘輿風水學裡的大磁場講究星際與地球對應能量，適用於宮殿，政府辦公地點，大型建築等陽宅，魂墓穴位之陰宅。中磁場看的是居家陽宅，小磁場即是身體，既然「氣」是中醫的歐帕茲文明，那麼就以「氣」論陽宅，家神供奉於家庭神桌上的一張觀音禡神明畫像，道家認為神明無所不在，亦可分身於世間各處，更反映老祖宗的「形、意、氣」論述，因此供奉家神就有神靈在家，神靈氣保護全家人，如果神明廳外面建築物所傷，例如：路沖、水沖、壁刀煞，如此的正沖、偏沖，傷到神明就等於傷到家人，神明不舒服會反射到家人（提醒告知），從運勢或身體呈現出來，如果沒有供奉神明，就看這些沖煞是傷到何處，傷到財位破財，傷到文昌君出不了狀元郎，傷到身體就有連續性身體健康問題叢生，現在人洋化嚴重，臥室張貼明星偶像照片，或是擺大鏡子，這些都會造成靈擾因素之一，床頭床尾擺放各種電器或裝飾品，五行相剋運孕而生，不同位置影響不同身體部位，物體形狀或材質的五行屬性影響不同臟腑，這些林林種種的剋，「氣」都會說話，也就是從身體不適部位，順藤摸瓜找出外在傷害點，如果來的是剋就以生來化解，如何辨別是靈擾或是陽宅引起的身體問題，舉例：調理右腳踝扭傷，右腳踝好了，一下子換成左腳膝關節扭傷，調好該傷又變成右髖關節走位，如此反覆正常變不正常，大約可斷定是靈擾引起的困擾，再從右額頭偏角查有無外來的氣線確認。胃脹氣調消了，不到半小時又復發，如此一再重複發生，試想如果沒對症脹氣是不會消，然而對症又重複發生就有問題，從胃發出的氣，順藤摸瓜就可找出外在傷害點（原傷點），這是外在能量不斷提供傷處，因此一再重複發生，從原傷點再加以排除，不藥而癒就是最好證明。

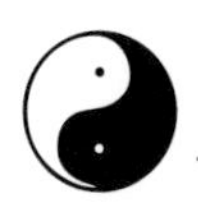

總結：疾病千百種，心理轉成生理疾病、生理轉成心理疾病、神經血管等等，錯綜複雜延伸的疑難雜症，中醫辨證口訣「上病下治、下病上醫，左病右醫、右病左治」均有其道理，肝虛心火旺病因在右胸側撞，心虛肝火旺病因在左胸側撞，鼻子過敏因在鼻頭，鼻竇炎因在鼻頭後腦，內外痔，足底筋膜炎，骨質疏鬆，糖尿病，脂肪肝，靜脈曲張，夾心症等，需從頭找病因，「僵直性脊椎炎」有如七節鞭脊椎前後神經同時拉緊，還是需從腦找病因。失眠、腦瘤、部分眼壓高，部分耳鳴，重聽，鼻塞等從頭以下找病因，因此由上面所陳述，中醫病理機轉均是物理現象轉化成生理現象，也可說病理機轉因果論，這是與西醫絕大不同觀點，如何在臨床上取得實際快速效果，取決診斷是治病唯一利器，西醫花費昂貴得各種科學檢查儀器，為了就是要找出真正病因，中醫不用昂貴儀器，靠的是中國人辨證邏輯思維，如何由意會辨證轉成真實辨證，如何從望、聞、問、切這四把刀外另闢辨證方法，突破創新中醫學術理論，中醫方可面對未來的翻轉學，正統傳統名詞之爭無意義，社會大眾健康才是中醫向上的目標。

大人，冤枉啊！

最近電視報章雜誌經常有家暴虐兒事件層出不窮，令人心疼與不捨！想當年對待兒子雖沒電視上報導那麼誇張生氣，但生氣打孩子也是有的，到了當爺爺看到兒子打孫子，就捨不得心疼阿！現今手上就有十幾個小朋友在調理，其中兩個是還沒出生就在調理，一個是八個多月時胎位不正，找我做胎位矯正的，一個是懷胎三個多月時有紅的來（出血），怕小產讓我安胎順利生產，這些小朋友目前都還在做保健調理，也可說還在陪他們一起成長，所以了解他們喜怒哀樂的整個過程，也因為了解才為他們抱屈，將他們的冤屈寫出來，希望大人們能瞭解進而關懷多一點，不要再誤會而打罵小朋友們。

小朋友經常被打罵原因大約有幾種情形：好動，莫名哭鬧，過度黏人，脾氣暴動，晚上興奮不睡覺，晚上哭鬧做惡夢，尿床，半夜哭不停。我們就來分析這些精神上的問題；小朋友八歲前尚有天眼功能，大人一般稱為陰陽眼，好兄弟（陰魂）或是近期過往的爺爺奶奶，親人，爺爺奶奶親人因喜歡孫子或擔心都會回來看小孩，也有喜歡跟小朋友玩的陰魂，跟小朋友到家裡來不走的，小朋友看得見所以會驚恐，哭一整夜白天睡覺，有時莫名

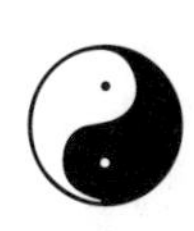

哭鬧。陌生人或動物的過度驚嚇（狗居多），晚上哭鬧哄很久才會睡，半夜又會起來哭（做惡夢）。有些小朋友不該玩的他玩，不該拿的他偏要拿，講也講不聽就是好動過動，超乎正常好奇心，這是最常被打罵的情況，小朋友從學會爬到學走路都有跌跌撞撞情況，右額頭（腦右額葉）屬運動區，因此右額頭不管前撞後撞都會有好動現象，嚴重成過動兒，到了大人我們稱為閒不住的人，一天到晚摸東摸西，好像沒事做會死人，這是大人過動的形容。後腦勺撞到，下巴撞到，跌坐傷胸椎第一二三椎擠壓或側彎，這些會形成腦脊隨液回堵於腦的腦興奮，白天過度玩耍持續腦興奮，如此就會晚上興奮不睡覺。脊椎多處扭曲擠壓，氣一會兒通一會兒不順，小朋友坐立難安，坐姿無坐姿站無站相。右心房撞到反射到胃虛寒的潰瘍性胃痛，小朋友用哭來表達。左前下胸撞到內傷的氣在脾，脾火旺反射到松果體的脾氣暴動，亂打人。左後下背部撞到，內傷的氣在心臟，燥熱踢被子容易感冒，又脾是直接傷的虛症，反射到松果體的躁鬱，煩人的黏要抱抱，愛哭。右前下胸小肝處撞，小朋友沒笑容的悶悶不樂（潛在憂鬱）。便祕肚子脹痛，小朋友也是用哭來表達。恥骨前後狀都會造成尿道副交感興奮的頻尿，尿床。尿布疹的燒痛，小朋友還是用哭來表達。

由上面分析得知，驚嚇，跌撞的生理以及心理情緒傷害，嬰兒無法表達，幼兒不會表達，只能以哭鬧來表達他們的身體不舒服，此時的打罵他們得不到諒解與安慰，反而會

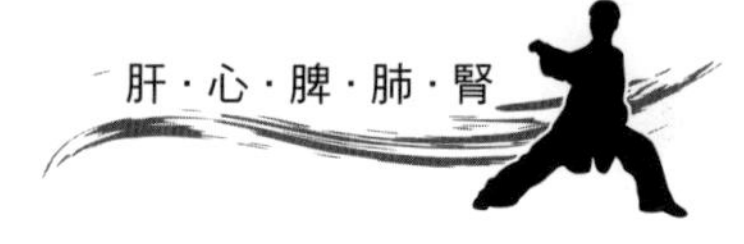

傷到他們的自尊心，造成往後的人格異常，影響家庭的和諧與幸福，嚴重更會造成社會問題，試想大人們當你們受到冤枉時，別人不諒解反而怪你時，你的心情又做如何感想，小朋友是不自主反射，他心理生理的傷，不是故意的，他又是你的兒子或孫子，更是國家未來主人翁，你都有責任義務有耐心來阿護愛護關懷你的小朋友，讓他們有個快樂童年，幸福長大。打罵就是冤枉他們了，藉此文章讓所有家長大人們了解小朋友的哭鬧原因，理解諒解愛護你的小主人，不再有大人冤枉啊！情況發生。

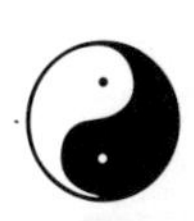

可憐的病人

以往患者看病中醫看內科或傷科，傷科有時找國術館。找西醫看內科或外科，隨著醫學科學進步，西醫分科越來越細，「內科」：內分泌新陳代謝科、胸腔內科、呼吸治療科、腎臟內科、感染內科、心臟血管內科、小兒心肺內科、小兒血液腫瘤科，新生兒科，小兒神經科、一般小兒科、胃腸科、肝膽胰內科，過敏免疫風濕內科，血液腫瘤內科、老年醫學科、一般醫學內科、熱帶疾病暨防治中心、三高整合門診、家庭醫學科。「外科」：整形外科、胸腔外科、小兒外科、外傷急重症外科、一般醫學外科、大腸直腸外科、一般及消化系外科、乳房外科、神經外科、脊椎神經外科，心臟外科、腎臟外科、泌尿外科。其他：疼痛科、皮膚科、婦產科、婦產泌尿科、骨科、神經科、眼科、耳鼻喉科。不說看了眼花撩亂，平常老百姓除非是急重症直接掛急診，再由急診醫師轉至正確科系診療，否則真的不知看哪個科系才對路，而醫生又有主觀意識，誤診機率就會提高，如果碰到良醫就找其他科醫師會診，河洛話有句諺語：先生（醫師）緣主人福，大意是碰到與你有緣的好醫師，就是患者（主人）的福氣，也就是病要能治好要碰運氣，這不冤望嗎？

再說目前臺灣醫學主流是西醫，一級教學醫院越蓋越大，不管公私立大醫院，均以商業行為來經營醫院，獲利大得嚇人，每家醫院相爭購買昂貴醫學器材，尤其號稱先進科學檢驗儀器，患者一進醫院就診，就會開一大堆檢驗項目，醫學檢驗科可說是醫院最賺錢科系，大陸雷同，沒醫保的患者還沒醫治就要花大錢，臺灣是健保局花大錢也是全民負擔，另一方面缺點是檢驗項目多，反而造成醫師過度依賴檢驗，沒有檢驗報告就不會看病，曾經有一則笑話，急診醫師不會看瞳孔放大，還需找眼科大夫來會診，這不延誤醫治時效，病人生命無法爭取搶救一瞬間。在急診室各科都來搶病人，各科的業績壓力，有些病症有模糊空間，頸椎或脊椎開刀可找骨外科，或腦神經外科來開，食道癌患者可轉胸腔外科，心臟外科也可以來搶，患者被當商品被搶來搶去，可憐不！

當醫院以商業行為而經營時，就會以降低成本為手段，醫師是醫院大招牌，名氣高醫師薪資只能特高不能低，其他醫事從業人員薪資就會產生邊際效應，受傷最嚴重是護理工作人員，工作時間長，照顧患者多薪資少，護理人員心理能平衡？而末端的患者得不到好的醫護照顧品質，患者可憐不！然而名氣高的醫師一個早上或下午門診，有些掛一百多位患者，還有更誇張是超過兩百多的患者，雖然是一個早上的門診，卻要看到下午，醫師連吃午餐的時間都沒有，那患者又如何有能得到詳細的診察時間，經常是患者講完自己的不

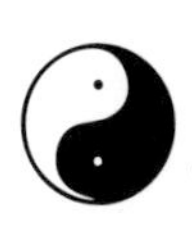

舒服症狀，醫師同步已開好處方了，這種品質看病，患者可憐不！另一方面醫師也可憐，過勞傷身，患者過度迷信名醫奈何！

又醫院為了更能降低成本，會從一次性醫療器材著手，這些一次性醫療器材原意是避免交叉感染而使用，如今為了降低成本而犧牲其原有品質，原本紗布是要用長纖維，短纖維容易掉紗，傷口不易癒合。塑膠管類不可使用再生塑膠製品，避免殘留細菌或重金屬殘留等對患者二次傷害。降低成本這些考慮變成多餘的。藥品只要成分一樣採購最低廠商，事實成分相同但每家藥廠添加劑卻不同，當然其效果差異頗大，醫院管理者才不管。中藥產地不同年份不同地，其價格相差非常大，健保局卻一視同仁，給付一樣，逼中醫師用科學中藥，效用大大降低，中醫價值跟著下降。再舉個例子；一個如患有心悸之人，醫院要他帶上24小時心臟監視器，查不出原因，打顯影劑做心臟X光攝影，再查不出病因，做電腦斷層掃描檢查，仍舊病因未明，醫院要患者做心導管檢查，而心導管是用EO氣體消毒（劇毒），用高壓灌氣進入管內消毒，只以晾乾三天方式排管內毒氣，毒氣殘留機率非常高，患者尚未查出病因，就要受一連串折騰以及毒氣之傷害，未受其利先蒙受其害，以上最終受害者還是可憐的病人！寫到這裡醫師們不用抱不平，你們也是受害者，更何況有一天你們也會是患者其中一位。

書後感想

寫到這裡心裏在想，西醫界朋友看了本書，是否仍有無稽之談看法？中醫界前輩看了，可能反彈更大，藐視中醫不說，更與中醫經典相左論述，無法令人信服。然而當今中醫現況，多少中醫前輩耿耿於懷的擔憂中醫西醫化，最近電視新聞播出一則畫面，台灣中醫師聯合總會，聲稱中醫可以治感冒，是笑話嗎？不是，是真的。中醫不只被邊緣化，是向下沉淪趨勢，本人雖從事民俗調理業務，然理論不出中醫經典學說，仍有息息相關之感慨，盡個人一分力量，希望對中醫提升有益助，不在乎個人聲譽褒貶。

常說高手在民間，尤其中醫高手更是如此，令人難尋，如這些高手中醫師仍然隱藏自己獨特醫技，不傳授或以文字流傳於世，那麼中醫未來堪慮啊！臺灣教學醫院的中醫師是歷練臨床之所在，然而教學醫院並不重視中醫，研評會均由西醫師主持，中醫實驗研究經費很難申請獲准，中醫研究發展困難重重，因此這些中醫師到某種程度時就會自行開業，然而民眾不瞭解，直覺是這麼大的教學醫院中醫師看病兩光，診斷借助西醫診斷儀器為多數，治病效果不理想，傷科用的是與復健科儀器類似，也無特殊療效，而開業中醫師仍以

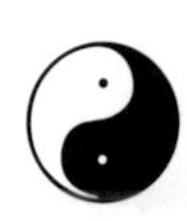

緩和療效無副作用辯稱之中醫治法，民眾對中醫信任度直下，這就是當下中醫現況，還是一句老話：行有不得，反求諸己。中醫必需革新，「望、聞、問、切」之外還有什麼可以讓中醫提升之理論與醫技，醫學深似海，中西醫均有醫學盲點，西醫只針對病發組織細胞分析再分析求病因，組織細胞病變過程為病機，忽略物理因素所造成的思維。中醫雖有完整物理邏輯思維，然生理解剖學不如西醫細膩，病理機轉無法獲得科學化論述，辨證產生落差，又原有玄學靈學與陽宅技能流失，導致不少中醫師自己都懷疑經典論述之實用性，思維因而偏向西醫化，中醫盲點越來越多，如何借重西醫生理解剖學又不失中醫邏輯思維方為上策，本書提供遠古中醫的「氣」作為辨證主軸，並非論述而已，是個人以中醫理論再加臨床經驗所得，試想小孩最不會做假，有病無精打采，懶洋洋躺著哀聲或哭來表達，一調好活蹦亂跳，精神旺盛，嬰幼兒即是本人最佳調理見證，一個五六歲小女孩為何下體有白帶分泌物，結果是脾臟撞到反射到子宮的寒症（五行論述），下病上醫。七八歲小朋友有尿泡泡症狀，問題出在右額頭撞傷（百會的經轉臟），下病上醫。八九歲小女孩早熟乳房提早發育，玉堂穴背後撞到引起的（應證穴道取名論述），前病後治。這些均是中醫辨證邏輯思維。本人是以照片調理，以小朋友案列來談，高燒調不退，疼痛或哭不停，家長就會一直傳Line或微信，本人整夜無法睡覺，一直調理，試問如果狀況沒改善，家長不會再找本人調理，例如：腸病毒不只要讓燒退，還要馬上讓小朋友能喝奶，肚子痛要馬上

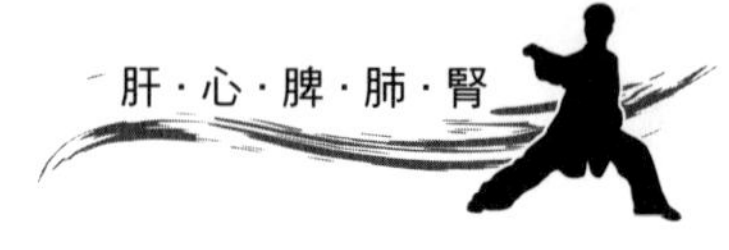

辨出是潰瘍性胃痛，腸絞痛，腸套疊的痛或是盲腸炎的痛，對症才能立即消痛，膽結石的痛或是膽囊炎的痛都是要快速辨證快速效果，本人方得以生存至今，重要的是本人以照片調理可救人於千里之外，無藥物或其他輔助工具，完全以「氣」的運用達成辨證論治之調理。因此本書是以實際效果之臨床經驗而寫下來，語重心長希望中醫可以翻轉未來。

歷經約兩年左右時間終於完成本書，雖是將個人長久的臨床經驗以文字敘述，仍感覺上有不少遺漏症狀，或未盡表達詞意，日後如再有新的發現或論述，或是以「氣」的角度重新詮釋中醫經典，仍是個人心願之所在，期望個人仍有餘力為之。總之本人雖偏為中醫末流之輩，對中醫抱著積極奮發向上態度，針灸、藥物、推拿整脊均是治病工具固然重要，仍然堅持診斷是治病唯一利器，因此要翻轉中醫還是要靠辨證（診斷），隨著科學越來越進步，人類也越來越沒有耐心，中醫就要有對症下藥一服見效能力，有這個能力不翻轉也翻轉，本書就成大業了。

以下完全以照片調理，不相信正常，相信頭殼壞掉，但這是事實。

←脊椎側彎調理前後（上圖調理前，下圖調理後）

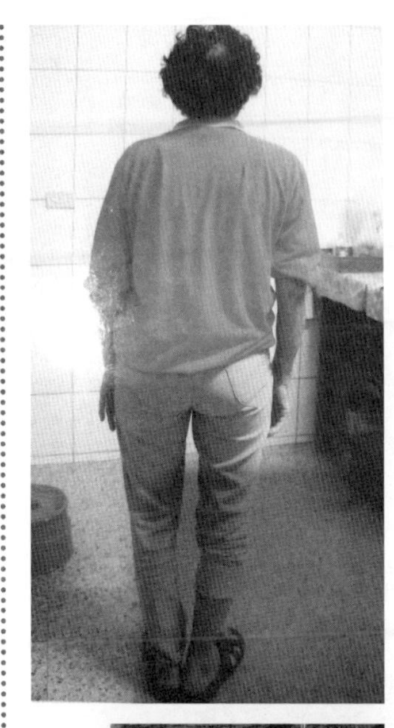

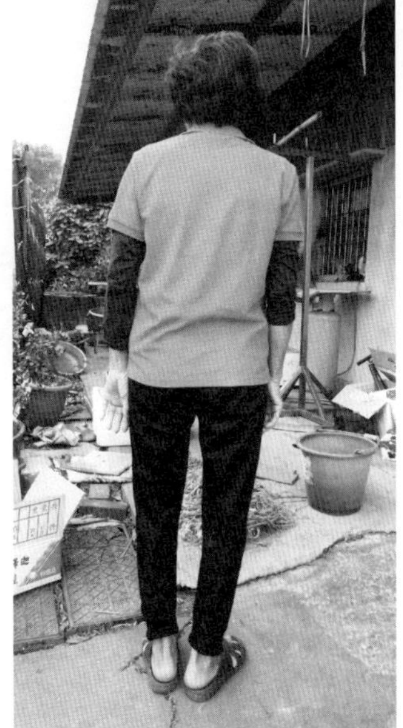

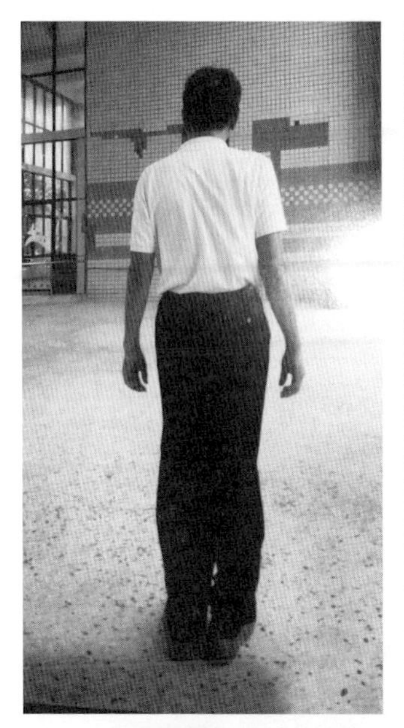

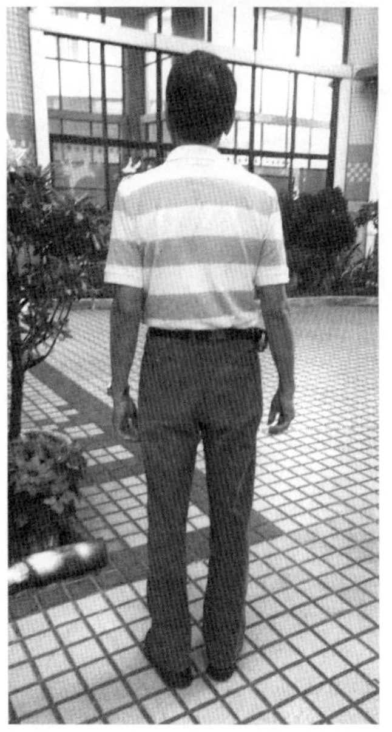

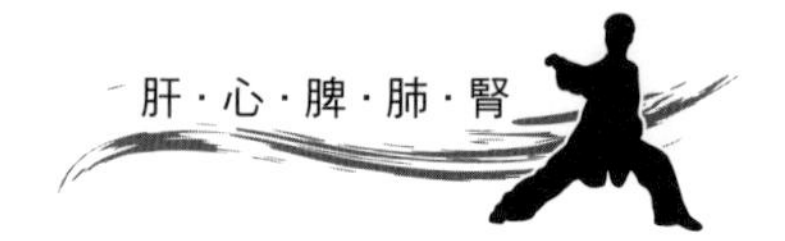

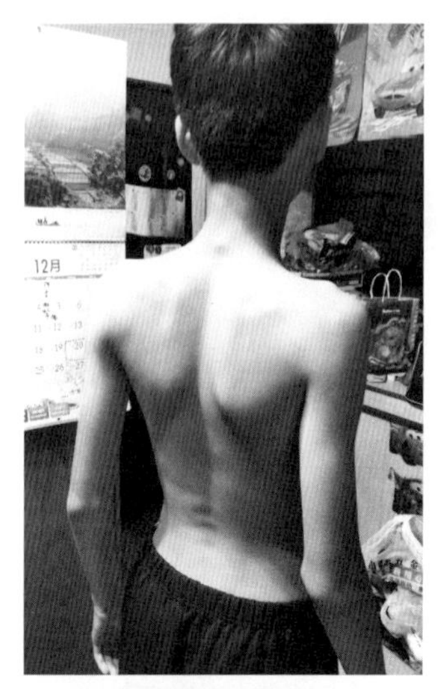

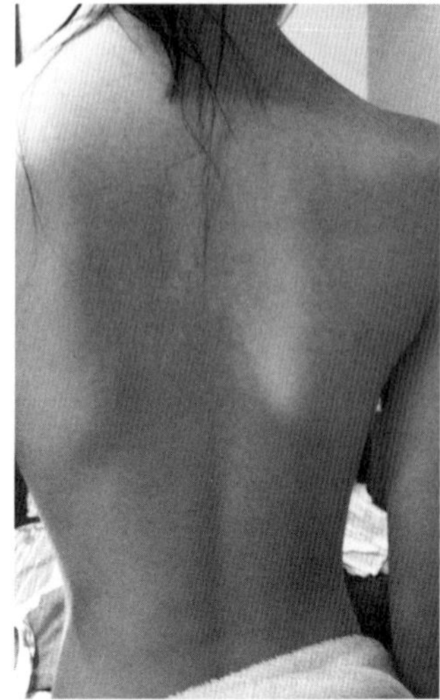

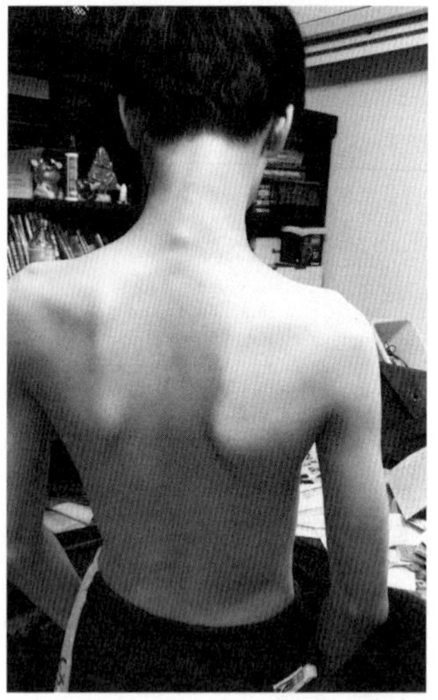

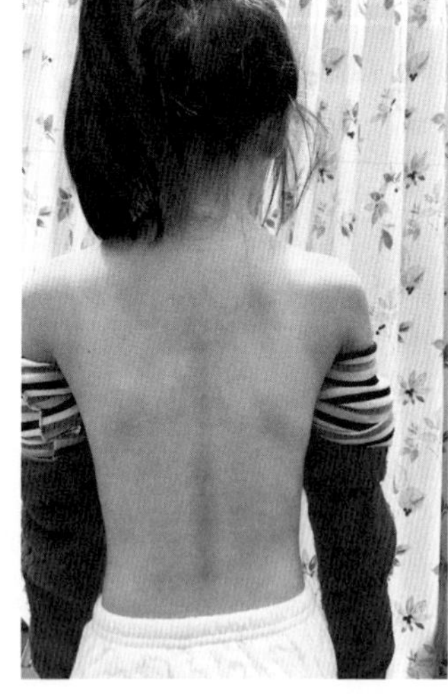

←脊椎側彎調理前後（上圖調理前，下圖調理後）

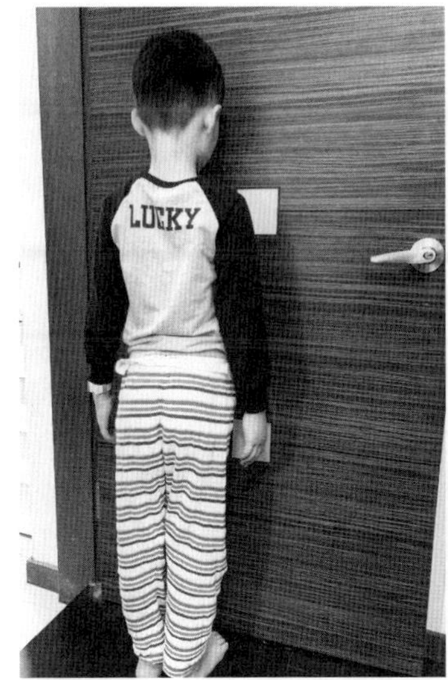

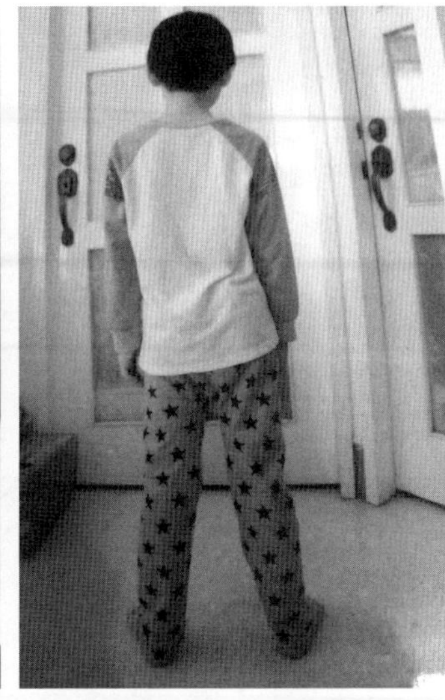

髂骨右高左低長短腳調理前後
（左一調理前，左二調理後）

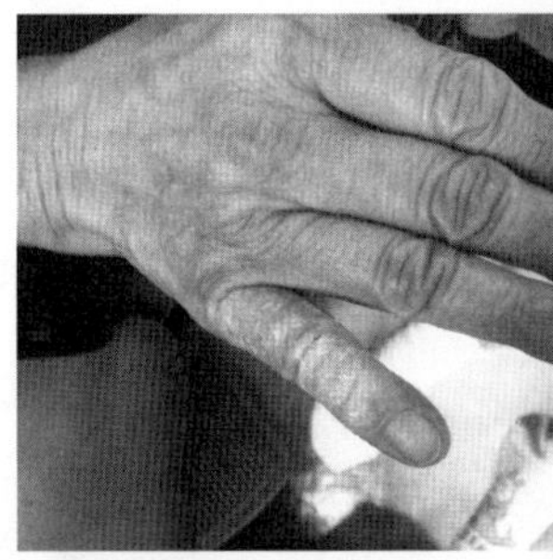
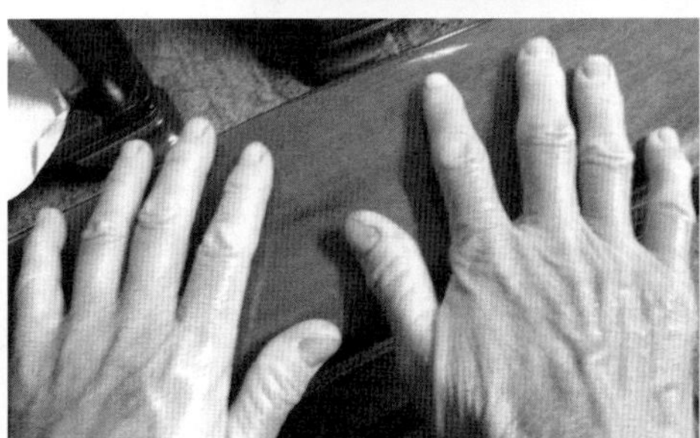

異位性皮膚炎調理
（上圖調理前，下圖調理後）

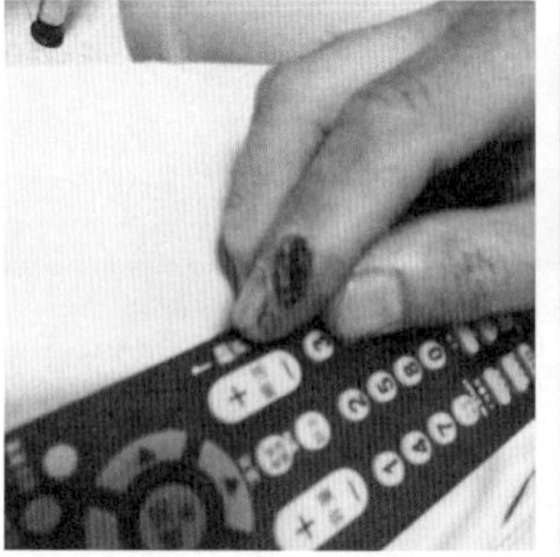

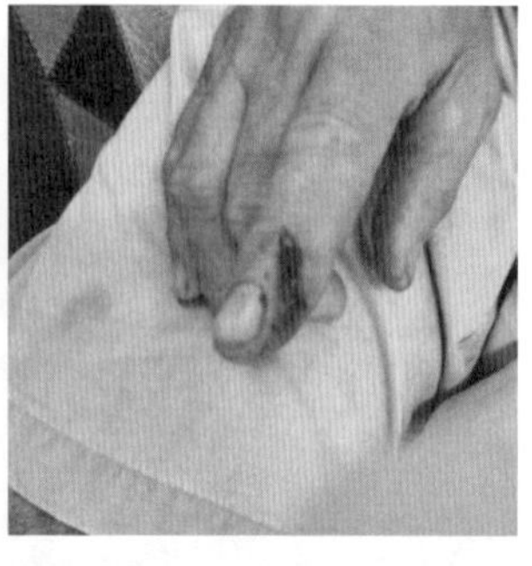

以氣接氣傷口縫合調理（左一調理前，左二調理後）

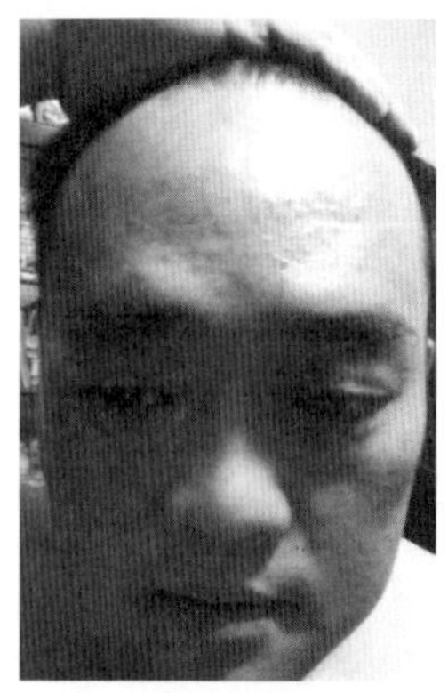

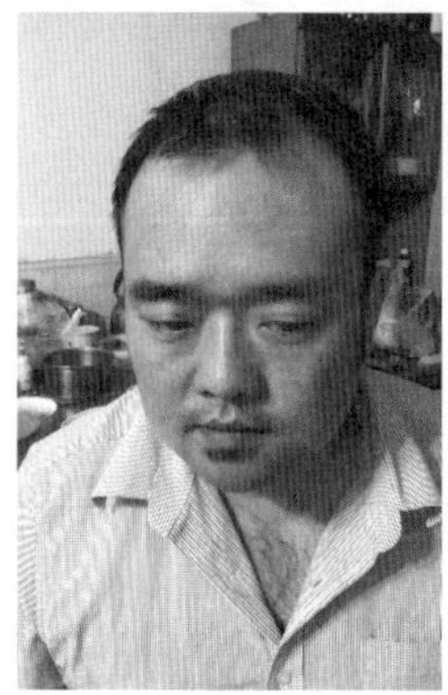

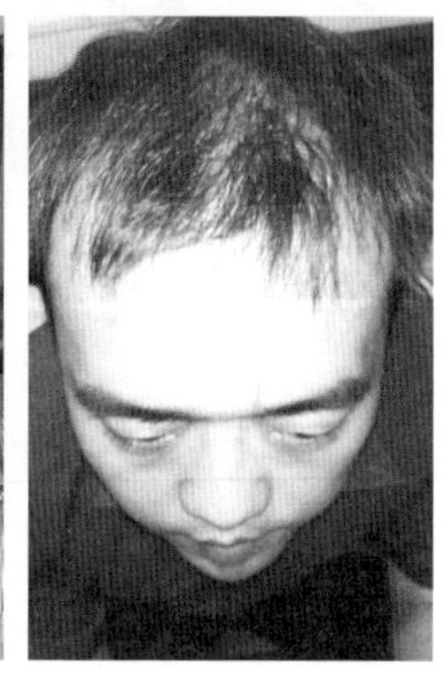

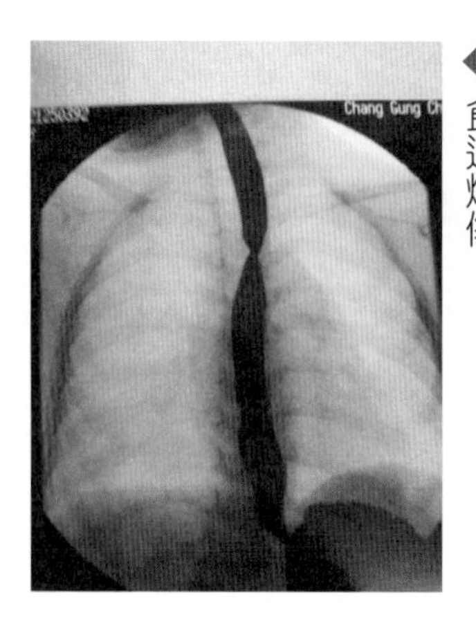

食道燒傷

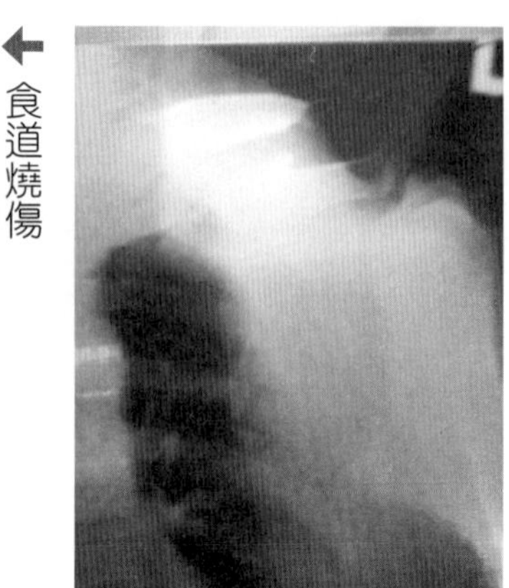

鎖骨斷裂

←眼翳調理過程

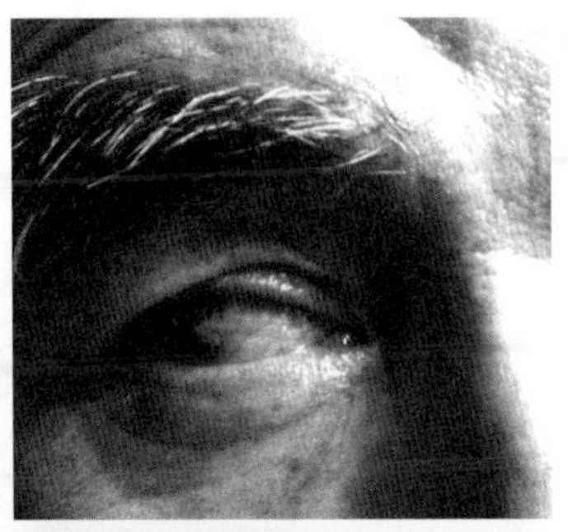
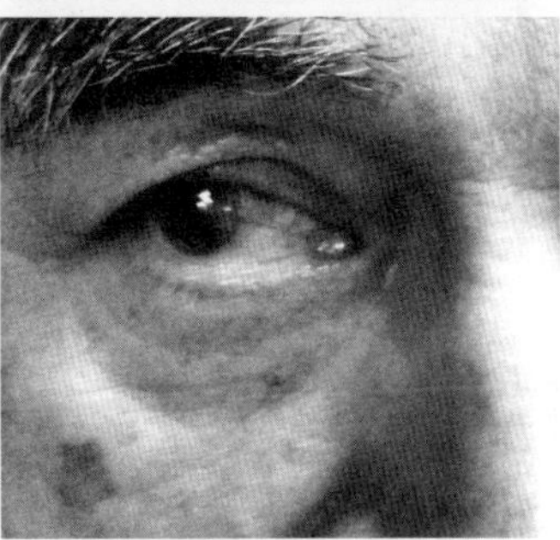
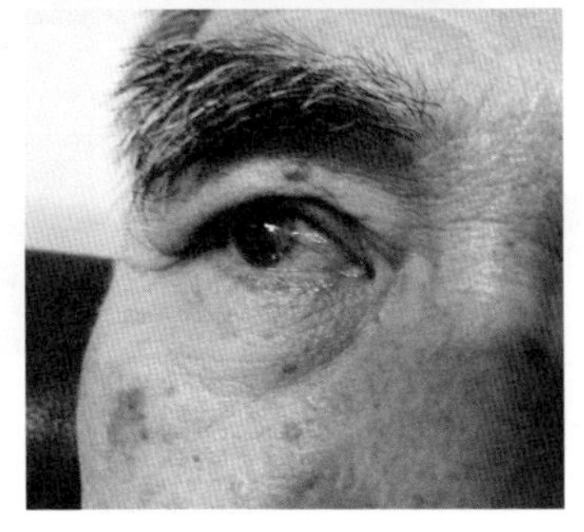

←牙齒長歪之調理前後（上圖調理前，下圖調理後）

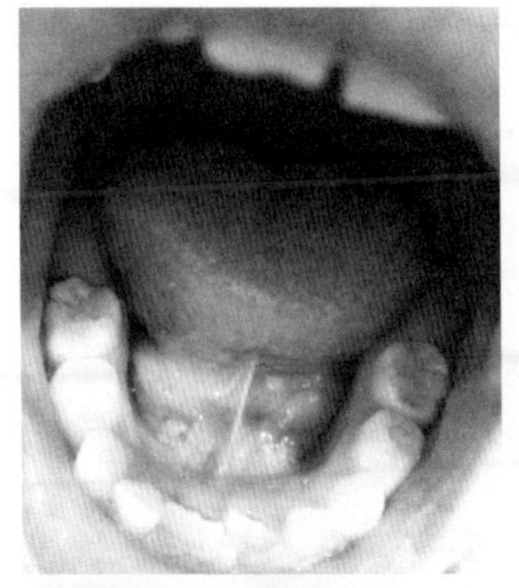

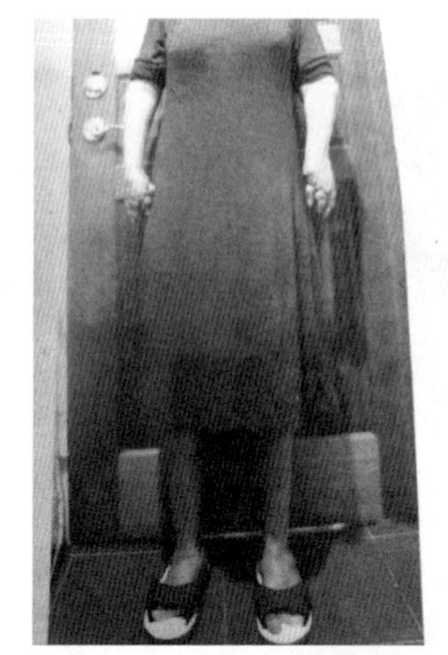

已成不可逆之類風溼性關節炎，全身骨頭關節退化萎縮變形，頸椎第二三四椎嚴重沾黏，第五椎退化萎縮至非外力造成的粉粹性骨折，雙手指骨頭全退化至有肉無骨頭。

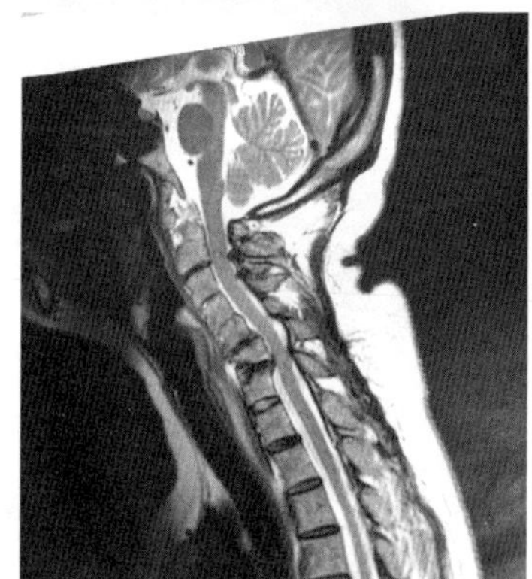

形、意、氣左邊室管膜細胞形似脊椎，可做脊椎下陷之調理。右邊花芋葉色粉紅色葉瓣似血管，以氣引氣可調理冠狀動脈

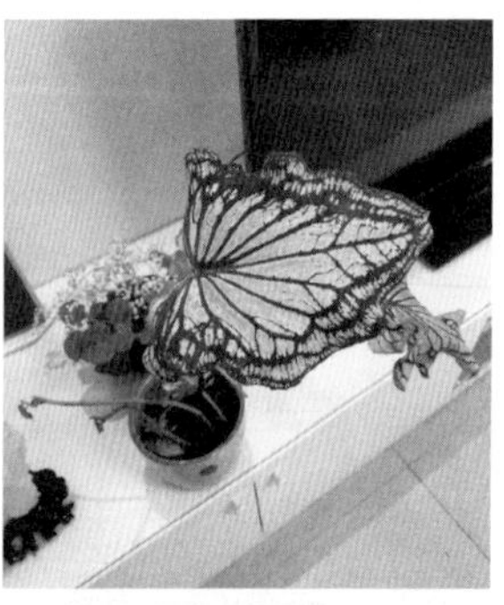

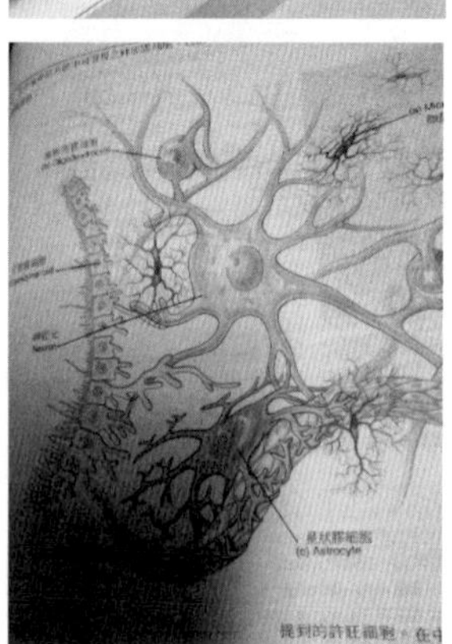

風水陽宅影響的問題：左邊第一張董座背後山景壁畫，山嵐多白色，白屬金臟在肺，畫在背後形成上旺下虛，，頭重腳輕，做事有魄力，但是將強兵弱，身體影響上實（火）下虛大腸虛症腸躁症常拉肚子，腎虛症的高血壓。第二張董座前一幅大木蓮花壁畫，前花瓣凋落，頭輕腳重，將弱兵強，部下叛逆，身體上虛下實（火），肺虛胸悶，胰虛糖尿病，心虛心臟疾病，大腸火便祕，屁多。

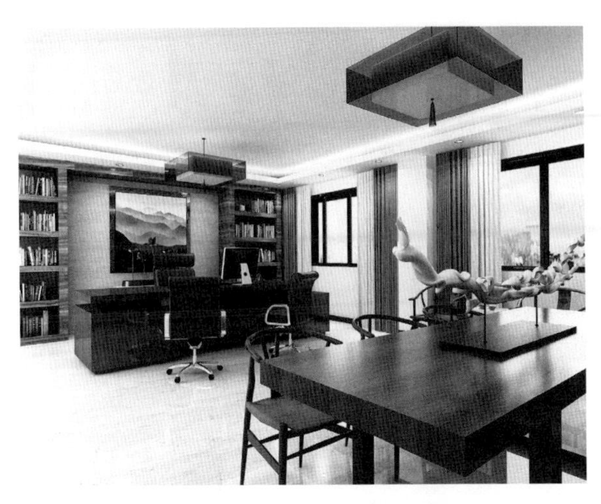

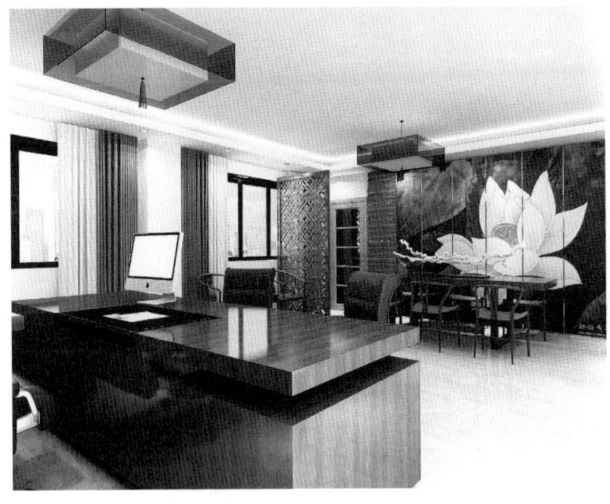

以下是四川義診部分圖片

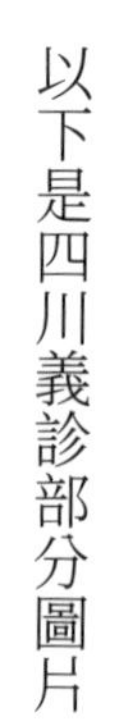

左一：腳踝扭傷調理

左二：髖關節拐到調理

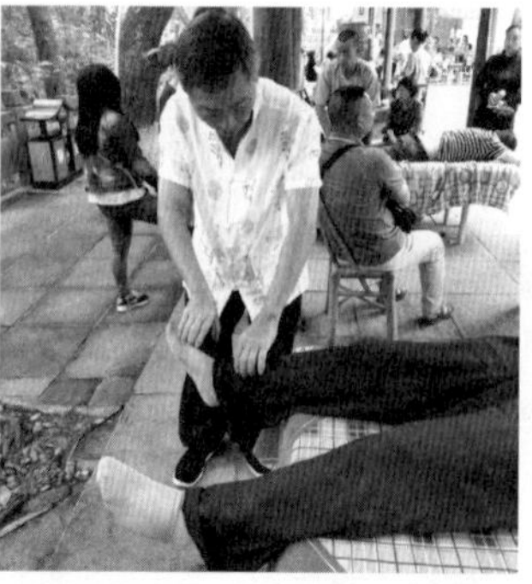

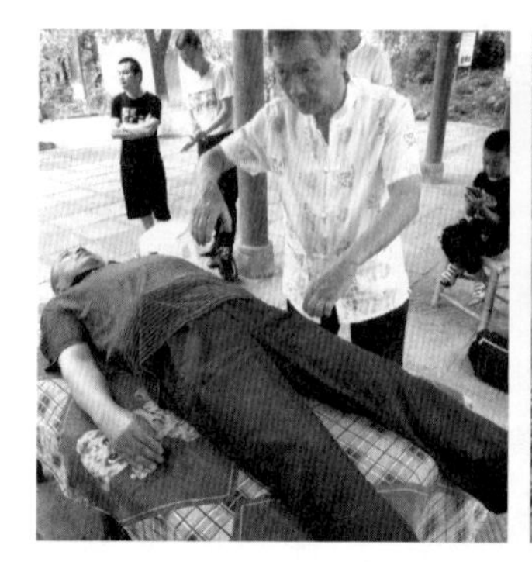

將人體的氣縮小調理

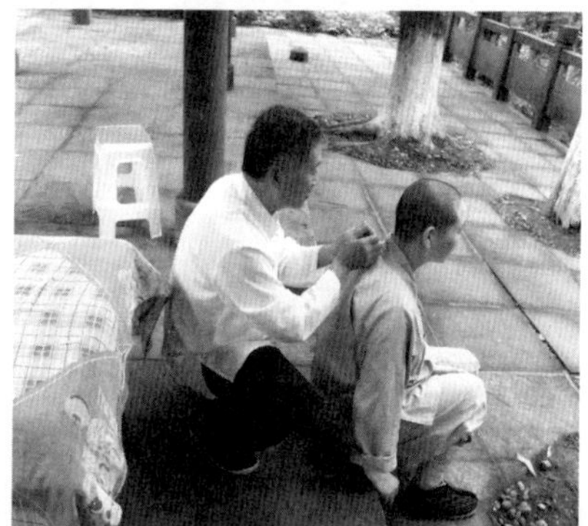

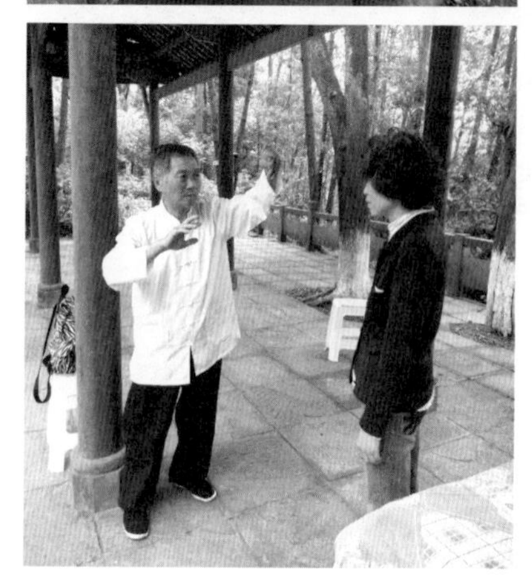

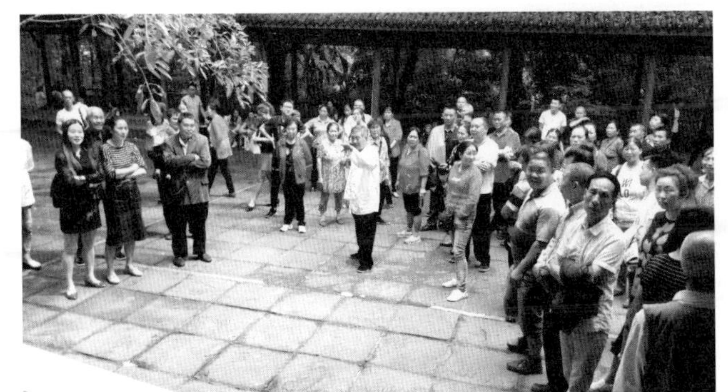

遠距離調理

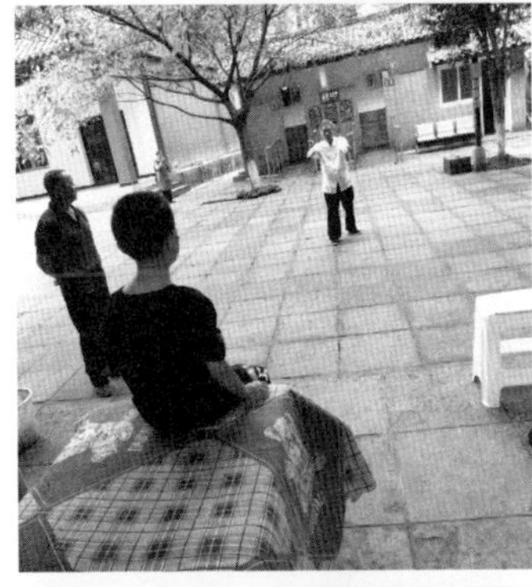

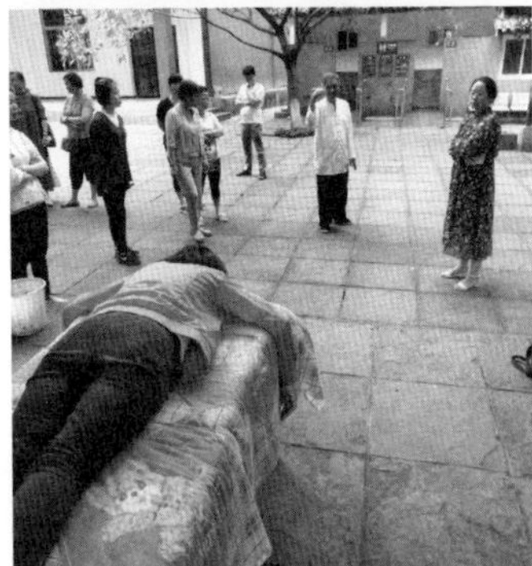

近距離調理

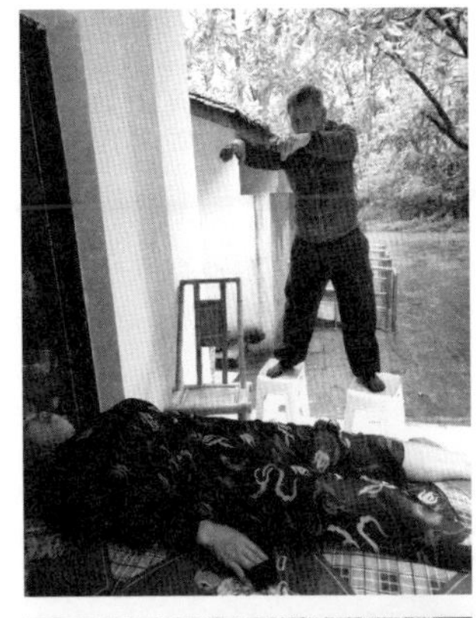

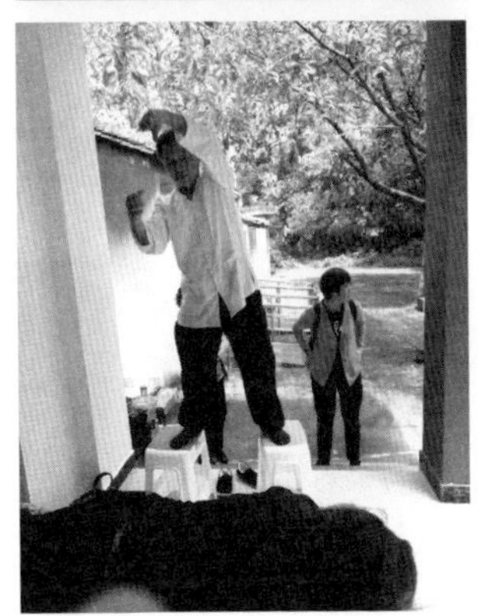

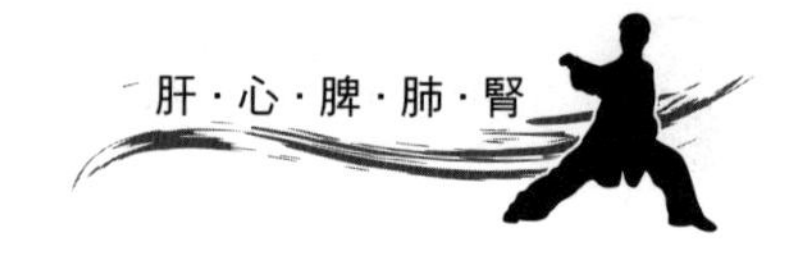
肝·心·脾·肺·腎

書後感想

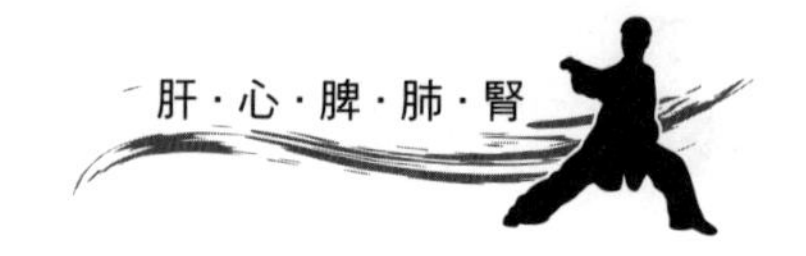

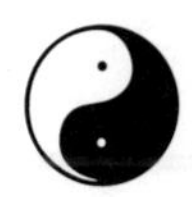

書後感想

國家圖書館出版品預行編目資料

正視中醫已被邊緣化的危機 / 陳國志 著 --初版--
臺北市：博客思：2019.11
ISBN：978-957-9267-33-5（平裝）
1.中醫理論 2.陰陽五行
413.15　　　　　　　　108104466

醫療保健 5

正視中醫已被邊緣化的危機

作　　者：陳國志
責任編輯：沈彥伶
美術編輯：曾幸涵
封面設計：曾幸涵
出 版 者：博客思出版事業網
發　　行：博客思出版事業網
地　　址：台北市中正區重慶南路1段121號8樓之14
電　　話：(02)2331-1675或(02)2331-1691
傳　　真：(02)2382-6225
E—MAIL：books5w@gmail.com或books5w@yahoo.com.tw
網路書店：hhttp://bookstv.com.tw/
https://www.pcstore.com.tw/yesbooks/
博客來網路書店、博客思網路書店
三民書局、金石堂書店
總 經 銷：聯合發行股份有限公司
電　　話：(02) 2917-8022　傳 真：(02) 2915-7212
劃撥戶名：蘭臺出版社　帳號：18995335
香港代理：香港聯合零售有限公司
地　　址：香港新界大蒲汀麗路36號中華商務印刷大樓
C&C Building, 36,Ting, Lai, Road, Tai,Po, New,Territories
電　　話：(852)2150-2100　傳真：(852)2356-0735
出版日期：2019年11月 初版
定　　價：新臺幣320元整（平裝）
ISBN：978-957-9267-33-5